Por que canja de galinha cura resfriado

Anahad O'Connor

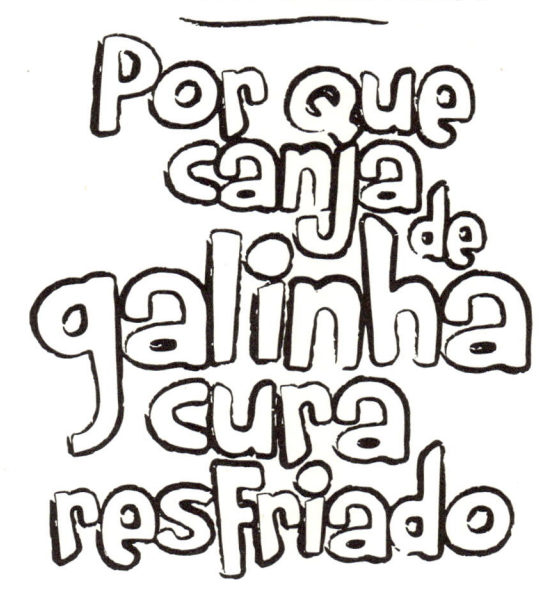

Por que canja de galinha cura resfriado

Tradução
Alexandre Feitosa Rosas

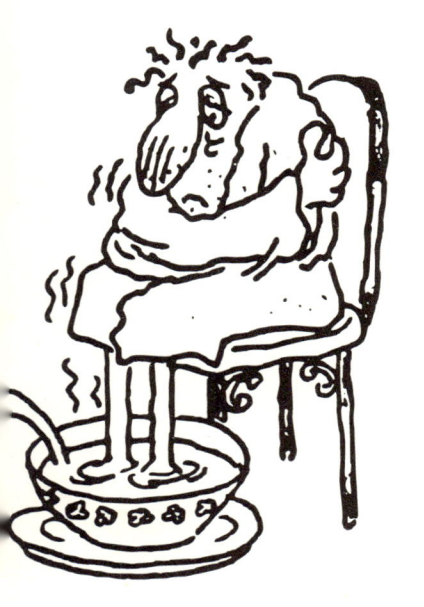

BestSeller

CIP-BRASIL. CATALOGAÇÃO-NA-FONTE
SINDICATO NACIONAL DOS EDITORES DE LIVROS, RJ.

O18p

O'Connor, Anahad
 Por que canja de galinha cura resfriado / Anahad O'Connor; tradução: Alexandre Rosas. – Rio de Janeiro: Best*Seller*, 2011.

 Tradução de: Never Shower in a Thunderstorm
 Inclui índices
 ISBN 978-85-7684-348-1

 1. Saúde. 2. Corpo humano. 3. Medicina popular. I. Título.

10-4651.

CDD: 613
CDU: 613

Texto revisado segundo o novo Acordo Ortográfico da Língua Portuguesa.

Título original norte-americano
NEVER SHOWER IN A THUNDERSTORM
Copyright © 2007 by Anahad O'Connor
Copyright da tradução © 2011 by Editora Best Seller Ltda.

Capa: Elmo Rosa
Diagramação: editoriarte

Todos os direitos reservados. Proibida a reprodução, no todo ou em parte, sem autorização prévia por escrito da editora, sejam quais forem os meios empregados.

Direitos exclusivos de publicação em língua portuguesa para o Brasil reservados pela
EDITORA BEST SELLER LTDA.
Rua Argentina, 171, parte, São Cristóvão
Rio de Janeiro, RJ – 20921-380
que se reserva a propriedade literária desta tradução

Impresso no Brasil

ISBN 978-85-7684-348-1

Seja um leitor preferencial Record
Cadastre-se e receba informações sobre nossos lançamentos e nossas promoções.

Atendimento e venda direta ao leitor
mdireto@record.com.br ou (21) 2585-2002

Para minha mãe, Karen, por seu infinito amor e apoio, e para meu primeiro editor no *Times*, o saudoso John Wilson, de quem sinto tanta falta.

SUMÁRIO

Introdução	9
1. NATUREZA HUMANA: O grande jogo de azar do DNA	15
2. SEXO, SEXO, SEXO: Afrodisíacos e outros assuntos arriscados	33
3. A SOBREVIVÊNCIA DO MAIS MALHADO: Vale mesmo a pena pagar a mensalidade da academia?	53
4. COMER, BEBER, SER FELIZ: O lado azedo do que (não) comer	73
5. PLANETA TÓXICO: O mundo é perigoso, parte I	99
6. GERMES, GERMES, GERMES: O mundo é perigoso, parte II	125
7. MEDICINA DA MAMÃE: Paciente, cura a ti mesmo	141

8. MAUS HÁBITOS: Estresse por pequenos (e grandes) motivos   167

9. TEMPOS MODERNOS: Suas células estão a salvo?   189

10. A NATUREZA: Tubarões, ursos, nevascas. Puxa vida!   211

11. PARA UMA SONECA PERFEITA: Uma boa noite de sono   237

EPÍLOGO: Terra, esse estranho planeta   259

NOTA AO LEITOR   263
AGRADECIMENTOS   265
ÍNDICE REMISSIVO   267
SOBRE O AUTOR   283

Introdução

Como repórter do *New York Times*, estou acostumado a escrever sobre notícias que afetam milhões de pessoas — os últimos avanços na compreensão das causas do câncer, alguma tendência preocupante na saúde das crianças, uma controvérsia sobre um medicamento amplamente prescrito, a epidemia da doença da vaca louca ou de gripe aviária.

Entretanto, assim que alguém fica sabendo que escrevo para a seção de saúde do *Times,* a indefectível dúvida que vem preocupando essa pessoa há anos infiltra-se na conversa. O medo que meu melhor amigo sente dos fornos de micro-ondas é justificado? O que meu pai me contou sobre a calvície é mesmo verdade? O frasco de equinácea que tenho na minha farmacinha é eficaz contra os resfriados? Posso me safar de um infarto tossindo bem forte? E como o homem pode saber se a mulher está fingindo na cama?

E não é de admirar que velhas crendices populares e remédios caseiros ainda tenham a mesma importância em nossa farmácia doméstica quanto a receita do médico. Nessa era de estudos acadêmicos duplo-cegos, livros de autoajuda aos borbotões da internet transbordando de bancos de dados com sintomas e tratamentos, parece que há muito mais respostas do que perguntas.

Ao que parece, algumas das curas e explicações tão comumente encontradas por aí se confirmam, enquanto outras são simplesmente falsas. Mas quais? Sendo assim, há alguns anos, um de meus editores e eu criamos a coluna "Really?" [Em tradução livre, "É mesmo?"] para tratar dessas perguntas que não querem calar, mas continuam sem resposta, mesmo após os estudos científicos mais rigorosos.

Portanto, aqui estão as respostas que encontrei numa infinidade de revistas médicas, por meio de entrevistas com especialistas e de algumas reconsiderações de todos aqueles conselhos outrora intocáveis que eu e — a julgar por suas cartas — meus leitores recebemos de pais, irmãos, avós e professores. Eles vão desde os eminentemente práticos até os historicamente extraordinários — como por que a estratégia aérea britânica na Segunda Guerra Mundial determinou que gerações de crianças fossem obrigadas a comer tanta cenoura no jantar.

Essas histórias também mostram os admiráveis e às vezes hilários esforços dos cientistas na tentativa de desvendar as curiosidades mais inusitadas e intrigantes sobre nossa saúde. Basta pensar nas legiões de pesquisadores do resfriado que, em nome da ciência, trancaram pessoas em freezers, recolheram secreções nasais e se obrigaram a andar de roupa molhada para descobrir se a friagem é realmente capaz de provocar uma gripe. E quem teria sido capaz de imaginar que equipes de cientistas possam ter visitado asilo após asilo procurando pessoas que passaram a vida inteira estalando os dedos e que tivessem artrite nas mãos para saber se o conselho da mamãe estava mesmo correto? Ou que estudos tenham examinado receitas de família para saber se canja de galinha cura resfriado?

Bem-vindo às descobertas da "Really?".

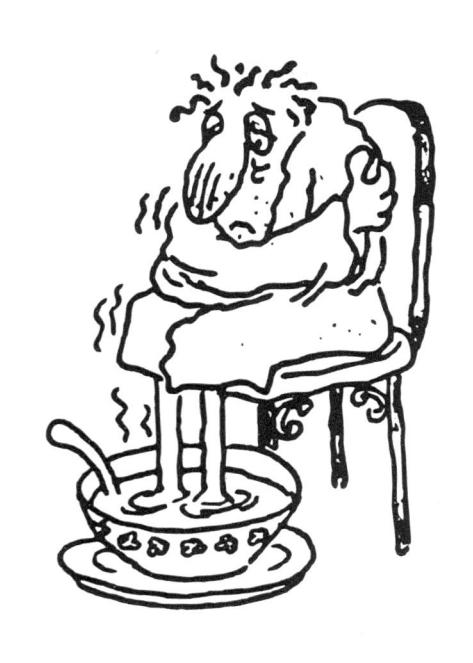

1
NATUREZA HUMANA
O grande jogo de azar do DNA

O DNA determina nosso destino? Antigamente, os cientistas acreditavam que nossos genes eram responsáveis por um determinado número de traços físicos e fim de papo. Começávamos praticamente como telas e nosso comportamento era determinado em grande parte pelo meio, moldado ao longo dos anos através de estímulos e reações.

Era uma visão muito simplista. Estudos aprofundados da genética humana acabaram mostrando que não temos tanto controle sobre quem somos nem sobre o modo como nos comportamos, mesmo que isso soe como disparate. Alguns anos atrás, um exame no genoma humano recém-mapeado mostrou que havia genes capazes de determinar se uma pessoa seria gorda, alcoólatra ou se tenderia a gostar de esportes radicais, como paraquedismo. Existe até mesmo um gene da timidez.

De repente, parecia que a verdade sobre o assunto estava em algum ponto intermediário: muitos dos nossos traços são herdados enquanto vários outros são reações ao ambiente. Não é a natureza contra a cultura, mas a cultura complementando a natureza. Nossos genes nos põem numa direção quando nascemos e nos orientam continuamente, mas, em última análise, são nossas experiência pregressas que nos ajudam a decidir até onde iremos e quais os nossos limites nessa trajetória.

Tendo dito isso, é da natureza humana nos perguntarmos até que ponto nossos genes controlam nossa vida, e como o fazem. Parte da história é que queremos saber o que nos impulsiona e por que somos quem somos. Outro fator é o desejo de obter alguma indicação de nosso destino. Caso existisse alguém capaz de prever o dia e o momento da sua morte, você não ia querer saber?

CORTAR O CABELO O FAZ CRESCER MAIS GROSSO?

Por algum motivo, pessoas de todas as idades dão importância quase bíblica a essa pergunta sobre corte de cabelos, considerando-a mais urgente que perguntas sobre doenças e mais relevante que as lendas que as mães vêm espalhando há séculos para nos causar medo.

Parte do motivo pode ser o fato de que cortar o cabelo ou os pelos de diversas partes do corpo é algo que todos temos de fazer em algum momento — em algumas ocasiões, queremos que os cabelos sejam fartos e, em outras, infelizmente, queremos nos ver livres deles por completo. Quase todos crescemos acreditando nesta "verdade". Tenho de admitir que fui uma dessas crianças que de vez em quando roubava o creme de barbear e a navalha do pai, se enfiava no banheiro e fazia a barba inexistente na esperança de que nascesse um volumoso bigode ao estilo Tom Selleck[1]. Para minhas irmãs e outras mulheres, porém, a ideia de que os pelos renascem mais escuros e grossos era um problema, motivo para gastar dinheiro em cera e salões de beleza.

Entretanto, a despeito do que milhões de pessoas pensam, cortar ou arrancar pelos de qualquer parte do corpo não acelera a taxa de crescimento nem muda a textura dos fios. Ninguém sabe ao certo quando esse mito nasceu, mas tem sido visto na literatura científica há bem mais de meio século. Os primeiros estudos que mostraram que cortar cabelos não estimula seu crescimento foram realizados nos anos 1920, e muitos outros foram feitos desde então. Todos tiveram o mesmo resultado: o comprimento, a textura e a espessura do cabelo são determinados pela genética e pelos níveis hormonais, não pela frequência de corte, por terem sido raspados, arrancados ou retirados com um produto qualquer.

Segundo os dermatologistas, porém, existem inúmeras razões pelas quais cortar o cabelo regularmente cria a ilusão de que ele volta a crescer mais rápido e mais forte.

Muitas pessoas — inclusive eu — começam a raspar os pelos ainda bem jovens, quando eles têm uma coloração mais clara ou não estão crescendo no ritmo que ainda alcançarão. Como os pelos são mais escuros e espessos perto da raiz, cortar as extremidades dá a sensação de que eles estão mais grossos. O pelo eriçado que nasce após a passagem da lâmina também aparece mais do que a mesma quantidade de pelos já crescidos. Além disso, muitas pessoas não se dão conta de que o cabelo que vemos acima da superfície do couro

---

[1] Tom Selleck — Ator norte-americano que interpretou o detetive Magnum na série homônima exibida na década de 1980 e que até hoje é famoso por cultivar um grande bigode. *(N. do R.)*

cabeludo já está morto, o que significa que cortá-lo não pode afetar a parte ainda viva, invisível para nós. Não importa com que frequência você corte seu cabelo, ele sempre nascerá novamente a uma velocidade de cerca de um centímetro por mês.

Portanto, homens e rapazes que se barbeiam não vão acelerar o crescimento de sua tão desejada barba farta, e — felizmente para elas — as mulheres que tiram o buço não vão desenvolver um bigode.

A CALVÍCIE MASCULINA É HERANÇA DO LADO MATERNO DA FAMÍLIA?

Antes de responder essa pergunta, devemos identificar o que parece ser a maior questão: por que os carecas são tão mal-falados?

Desde a Idade Média, as pessoas consideram a calvície uma doença, comparável a problemas de pele ou lepra. Há centenas de anos, a calvície era vista como um sinal de doença mental; acreditava-se que a mente frágil não servia de base para uma cabeça toda coberta de cabelo, assim como um solo árido não consegue manter a vegetação. Depois, puseram a culpa pela calvície na frustração sexual, crença que tem origem na observação dos eunucos, que não têm desejo sexual. Quem não tem testículos, ao que tudo indica, nunca fica careca.

Todas essas conotações pejorativas levaram os homens a fazer coisas fora do comum e às vezes ridículas para preservar seu cabelo, gastando milhões de dólares em comprimidos, cremes e outros tratamentos duvidosos. Você se lembra da onda da "irrigação sanguínea" dos anos 1980, quando milhares de homens que temiam ficar carecas acreditaram que deviam, literalmente, ficar de cabeça para baixo, tudo por causa da falsa teoria segundo a qual a escassez de cabelo era provocada pela redução da irrigação sanguínea no couro cabeludo?

Há apenas cinco décadas os pesquisadores conseguiram produzir uma teoria digna de crédito: que a calvície tem a ver com o cromossomo X, que os homens herdam da mãe. Isso fez com que muitos homens, notando a perda prematura de cabelo, pusessem toda a culpa em suas mães — ou, mais especificamente, nos pais de suas mães.

Nesse meio-tempo, a maioria dos cientistas dizia que isso não podia ser verdade. Toda essa culpa e ressentimento que os netos estavam jogando sobre os ombros de seus avôs maternos não tinha razão de ser, diziam, pois a calvície é causada por níveis elevados de testosterona, o que explica por que homens castrados (e as mulheres em geral) dificilmente ficam carecas.

Hoje, finalmente, sabemos que ambos os lados estavam certos. Em 2005, mediante sofisticados testes genéticos, cientistas conseguiram perceber uma alteração que se manifesta com frequência nos genes dos homens calvos. Ela foi identificada num estudo publicado no *American Journal of Human Genetics*, que examinou homens carecas de 99 famílias, cada uma das quais tinha pelo menos dois irmãos com perda capilar precoce. O culpado, uma variedade do gene receptor andrógeno, localiza-se no cromossomo X, que os homens recebem da mãe (o Y vem do pai). Essa variante intensifica o efeito da testosterona e de outros hormônios masculinos, chamados andrógenos, há tempos associados à calvície. Os cientistas dizem que essa variante do gene pode ser o "pré-requisito principal" para a calvície prematura em muitos homens, mas também é possível que diversos fatores possam estar envolvidos em menor medida, incluindo os genes que causam a perda prematura de cabelo pelo lado paterno.

Tudo isso significa pelo menos duas coisas: se você é homem e seu avô materno tem pouco ou nenhum cabelo, comece a se preparar para a probabilidade de ficar careca. Número dois, se já é careca e está lendo este livro de cabeça para baixo, pode se levantar agora.

OS BEBÊS TENDEM A SE PARECER MAIS COM O PAI?

É uma das primeiras perguntas que ocorrem a pais que acabam de ter um filho: ele se parece comigo? Todo pai ou mãe orgulhoso quer ver seus traços no rosto do filho, mas, de fato, o pai tem mais motivos para reivindicar seus direitos no que diz respeito à aparência do filho. Para o pai, pode ter havido um tempo em que ver um traço familiar naquele rostinho era mais uma questão de necessidade do que vaidade. A mãe sempre terá certeza de que o filho é dela; até aí nós sabemos. Mas antes do advento dos testes de paternidade, o pai nunca podia ter certeza de que aquela criança era de fato sua. Se a meta básica da reprodução é transmitir genes, então por que, do ponto de vista evolutivo, um indivíduo do sexo masculino investiria tempo, dinheiro e recursos para criar um filho de paternidade duvidosa quando é muito mais fácil seguir adiante e fazer outro?

Os cientistas têm debatido há anos se as pressões evolutivas teriam tornado vantajoso que a criança se parecesse com o pai. Caso o pai não acreditasse que a criança era sua, a probabilidade de abandoná-la ou até mesmo de matá-la ali mesmo seria terrivelmente alta. Não é preciso ir longe em busca de evidências: o infanticídio é bastante comum entre chimpanzés e outros animais. Além disso, os cientistas que apoiam essa teoria também ressaltam que mesmo entre as pessoas, hoje em dia, é mais provável que crianças sofram abusos ou até mesmo assassinato por padrastos do que por seus pais biológicos.

No entanto, também há razão para suspeitar que a teoria oposta seja verdadeira: não poderia ser do interesse da criança ocultar sua identidade? Caso uma criança fosse inequivocamente parecida com o pai, então um candidato a progenitor nunca teria dúvidas a respeito da paternidade do filho. Para a criança, ter uma forte semelhança com determinado homem poderia ter um efeito semelhante tanto no sentido de ser abandonada como no de ser aceita pelo pai.

Não obstante, os estudos têm constatado o oposto. Um deles, publicado em 1995, na revista *Nature*, por exemplo, testa a questão pedindo a 122 indivíduos que tentassem agrupar fotos de pessoas que elas não conheciam — com 1, 10 e 20 anos — ao lado da foto do pai e da mãe. Os participantes combinaram corretamente as fotos de cerca de metade das crianças com o pai, mas o índice de acerto foi bem mais baixo quando a tentativa era de combiná-las com a foto da mãe. E combinar jovens de 20 anos com cada um dos pais se mostrou igualmente difícil.

Outro estudo de 2003 chegou às mesmas conclusões, embora, desta vez, a equipe que o realizou tenha tirado fotos do rosto de um grupo de pessoas e promovido, sem o conhecimento do pesquisado, a fusão delas com a foto do rosto de bebês. Quando o grupo viu os rostos criados digitalmente, os homens se mostraram mais inclinados a adotar ou passar algum tempo com os bebês — meninos e meninas — cujo rosto tinha sido fundido com mais características que lhes pertenciam.

Assim como a maioria das teorias evolutivas, o caso não está encerrado, talvez porque existam muitas lacunas. Pense em milhares de anos atrás, antes que existissem espelhos, janelas e câmeras. Como nossos antecessores saberiam com quem pareciam?

Por isso, mesmo que um bebê lembrasse levemente o pai, como este iria saber?

Ninguém sabe dizer ao certo. Mas, pelo menos, hoje temos os programas de TV para esclarecer casos de paternidade duvidosa.

GÊMEOS IDÊNTICOS TÊM IMPRESSÕES DIGITAIS IDÊNTICAS?

Eles têm os mesmos traços de personalidade, interesses e hábitos. Vieram do mesmo óvulo fertilizado e partilham um único código genético.

Para um exame de DNA padrão, são indistinguíveis. Mas qualquer legista poderá lhe dizer que existe pelo menos um modo seguro de distinguir gêmeos idênticos: a despeito do que pensa a maioria das pessoas, eles não têm as mesmas impressões digitais.

Assim como a aparência física e a personalidade, as impressões digitais são determinadas pelo DNA da pessoa e por uma série de fatores ambientais. A genética ajuda a determinar o desenho geral da impressão — arcos, voltas, espirais. O dedo pode ter apenas um desses desenhos ou uma combinação deles.

Existem, entretanto, inúmeros outros fatores que influenciam na formação das digitais. Quando o feto está se desenvolvendo, os sulcos que formam os desenhos dos dedos são alterados pelo desenvolvimento ósseo, pelas pressões intrauterinas e pelo contato com o líquido amniótico. Isso, segundo Gary W. Jones, ex-perito em impressões digitais do FBI, é o que determina as características únicas dos sulcos nos dedos de todas as pessoas.

Gêmeos idênticos muitas vezes têm padrões semelhantes devido a genética idêntica, embora jamais possuam exatamente as mesmas filigranas. "É impossível que as pessoas tenham impressões digitais idênticas", disse Jones, que agora trabalha como consultor particular em Summerfield, Flórida. "O estudo das impressões digitais já existe há cerca de cem anos e, em todo esse tempo, nunca foram encontradas duas pessoas com impressões iguais."

Os desenhos nos dedos, palmas e pés das pessoas estão completamente formados por volta do quinto mês de gravidez. Salvo pelas mudanças que possam advir de mutilações ou doenças cutâneas graves, esses desenhos permanecem inalterados pelo resto da vida. Mesmo após alguma lesão grave, mudam muito pouco.

John Dillinger, um famoso ladrão de banco dos tempos da Depressão, tentou enganar as autoridades mudando o próprio rosto e queimando a pele da ponta dos dedos com ácido. Esse foi seu grande erro. Depois que o lendário gângster foi morto, os peritos conseguiram discernir alguns padrões remanescentes e não tiveram dificuldade para identificá-lo.

OS IRMÃOS MAIS VELHOS SÃO REALMENTE MAIS INTELIGENTES?

Como o segundo mais novo de sete irmãos e irmãs — quatro meninos e três meninas —, sempre tentei provar meu valor para meus irmãos mais velhos. Tendo crescido à sombra deles, tive de me esforçar para me destacar. Se meus irmãos dessem um cartão de aniversário para a nossa mãe, eu fazia um bolo. Meu irmão mais velho jogava hóquei, por isso entrei para um time e me tornei capitão. A disciplina em que ele era mais forte na escola era química, por isso adotei-a como a minha mais forte também.

Qualquer um que tenha crescido numa família grande vivenciou a rivalidade entre irmãos de um jeito ou de outro. Por isso, ficar sabendo que havia indícios científicos de que irmãos mais velhos costumam ser mais inteligentes foi como um tapa na cara.

A literatura científica, ao que parece, está repleta de estudos indicando que os testes de QI e outras medidas de inteligência demonstram resultados progressivamente piores conforme se avaliam os irmãos mais jovens. Trata-se de um fenômeno causado, supõe-se, pela demanda cada vez mais intensa sobre o tempo, a energia e os recursos dos pais à medida que a família aumenta. Outra teoria diz que os primogênitos são mais inteligentes porque se veem cercados basicamente pela influência de adultos em seus primeiros anos de vida, o que os obriga a amadurecer mais rapidamente do que filhos que interagem mais com outras crianças. De fato, sete crianças mantiveram meus pais mais ocupados do que quando havia apenas uma e, quer estivéssemos brigando, jogando basquete ou numa colônia de férias, meus irmãos e eu passávamos quase todo o tempo juntos, mas de que modo isso poderia ter prejudicado minha inteligência?

Felizmente, a ciência parece provar que o efeito da ordem dos nascimentos é mais um mito que uma realidade. Diversos estudos já derrubaram essa tese. Um deles, publicado em 2006, analisou dados sobre irmãos pertencentes a três mil famílias coletados durante 12 anos e descobriu que não faz diferença se a pessoa nasceu primeiro ou por último.

O que realmente parece fazer diferença é o tamanho da família. Crianças que fazem parte de uma família grande, sobretudo aquelas em que a mãe teve o primeiro filho quando ainda era jovem, acabam tendo desempenho inferior ao daquelas que vivem numa família menor. Nos estudos, parecem obter notas melhores nos testes de inteligência apenas quando a mãe é mais velha. Soa estranho, até lembrarmos que existe uma razão socioeconômica por trás disso. Mães mais jovens costumam ter renda menor e pior formação educacional — fatores que poderiam afetar negativamente o desempenho dos filhos nos testes, suspeitam os cientistas.

"A idade da mãe está associada com muitas variáveis que podem afetar o meio no qual a criança é criada", explicou o dr. Aaron L. Wichman, psicólogo da Universidade do Estado de Ohio, que estudou o efeito da ordem dos nascimentos. "Não é a ordem do nascimento que importa; mas o meio familiar e a genética."

Portanto, irmãos mais novos: reivindiquem seu direito a vangloriar-se.

ESTRESSAR-SE DURANTE A GRAVIDEZ PODE PREJUDICAR O BEBÊ?

A maioria das mulheres grávidas sabe que tudo o que come e bebe vai direto para o filho. Por isso, parece lógico pensar que o estresse experimentado por uma mulher grávida possa acabar afetando o bebê — e, muito provavelmente, prejudicando-o.

A ideia amplamente disseminada segundo a qual o estresse pode afetar o feto em desenvolvimento e, portanto, deveria ser evitado a todo custo pode parecer fruto da sociedade moderna em que vivemos, onde a tecnologia torna possível estudar cada piscadela e soluço do feto e todos pedem que as mulheres ponham a saúde do bebê acima de tudo.

Porém essa ideia já circula há séculos e perpassa a ficção, o folclore e os textos religiosos. Numa das cenas da Parte III de *Henrique VI*, de Shakespeare, a rainha Elizabeth, grávida, combate a angústia para, segundo ela, evitar que "com meus suspiros ou lágrimas eu ponha a perder / o fruto do rei Eduardo". Mas somente no final do século XX finalmente fomos capazes de investigar cientificamente essa ideia, e o que os estudos revelaram é surpreendente. O profundo estresse emocional ou angústia pode, de fato, retardar o desenvolvimento fetal e talvez até aumentar o risco de aborto espontâneo — embora um pouco de estresse e ansiedade também possa ser benéfico.

Não existe ligação neural direta entre mãe e feto, por isso o estresse tem de afetar o feto de algum modo indireto, e acredita-se que faça isso de duas maneiras — a primeira é graças à uma queda na irrigação sanguínea para o feto, o que pode privá-lo de oxigênio e nutrientes. A outra é devido a passagem de hormônios relacionados com o estresse através da placenta. Certos hormônios do estresse, como a cortisona, são necessários para o desenvolvimento dos órgãos e do próprio feto, mas eles também podem prejudicar quando seu fluxo é interrompido ou se eleva demais.

Grande parte das evidências de que o estresse materno pode provocar danos de longo prazo e problemas de comportamento vem de estudos com animais. A maioria dos cientistas não leva totalmente a sério a extensão desses estudos para as pessoas, já que as situações estressantes que eles empregam — imobilização física, exposição prolongada a música muito alta — não simulam com exatidão (espera-se) as sensações experimentadas pelos seres humanos em situações reais.

Não obstante, têm sido realizados alguns poucos estudos que mostram que o sofrimento materno pode levar a defeitos no feto e retardar seu desenvolvimento. Um exemplo poderoso: um estudo realizado por uma equipe da Faculdade de Medicina Monte Sinai, observando 187 mulheres grávidas que viviam perto do World Trade Center no 11 de Setembro ou escaparam de lá. As mulheres que apresentavam sintomas mais agudos de estresse pós-traumático deram à luz bebês com circunferências cranianas menores, um sinal de que as crianças sofreram atraso no desenvolvimento cognitivo.

Porém uma típica mulher grávida que vive num país pacífico não passará nem perto de algo tão traumático. O estresse que a maioria das mulheres grávidas enfrenta no dia a dia é moderado e tende a se manifestar em áreas como trabalho, família e vida pessoal. Quando, recentemente, um grupo de pesquisadores da Universidade Johns Hopkins e dos Institutos Nacionais de Saúde dos Estados Unidos tentaram examinar o impacto de longo prazo de diferentes níveis de estresse sobre um feto, ficaram chocados.

O estudo, que acompanhou 137 mulheres saudáveis com gravidez normal, constatou que aquelas que tinham relatado níveis relativamente moderados de estresse tiveram filhos ligeiramente mais avançados, mental e motoramente falando, aos dois anos que as demais — uma descoberta que contradiz muitas das suposições feitas a partir dos estudos anteriores, realizados com animais.

Uma possibilidade é que a cortisona em níveis moderados é extremamente benéfica. Outro é que as mulheres que lidam com altos níveis de estresse diário também são as mais empreendedoras, e, portanto, apresentam maior probabilidade de estimular os filhos. Seja como for, uma coisa é clara segundo Janet DiPietro, psicóloga desen-

volvimentista que publicou inúmeras obras sobre o tema: "grávidas não devem se preocupar com o fato de estarem preocupadas."
Isso é um alívio.

PESSOAS ALTAS VIVEM MAIS QUE AS BAIXINHAS?

Todo o mundo sabe que ser alto tem suas vantagens: melhores perspectivas sociais e econômicas, vantagem na seleção de parceiros, maiores chances de entrar para a NBA. Mas será que deveríamos acrescentar à lista de mazelas dos baixinhos uma expectativa de vida mais curta?

Esta foi a conclusão à qual um grande número de cientistas chegou: infelizmente para os com menos de 1,72 m, ser mais alto significa vida mais longa. Fato que sem dúvida está relacionado com o preconceito ligado a questões de estatura enfrentado na sociedade por pessoas mais baixas, já que ser alto tem enormes vantagens. Estudos mostram que pessoas altas são automaticamente consideradas mais inteligentes e atraentes. Apenas cinco entre os 42 presidentes dos Estados Unidos estavam abaixo da estatura média. Homens norte-americanos altos apresentam maior probabilidade de se casar e ter filhos que os mais baixos. Um estudo de 2006 realizado por dois economistas da Universidade de Princeton chegou a concluir que o motivo pelo qual pessoas mais altas ganham maiores salários é porque são mais inteligentes. Essa doeu.

Entretanto, a relação estatura-expectativa de vida tem mais a ver com observações históricas que com testes de inteligência. Os cientistas sabem há anos que, à medida que o padrão de vida da sociedade aumenta — dando às pessoas acesso a uma nutrição melhor —, a altura média e a longevidade tendem a aumentar. A subnutrição generalizada e as dificuldades materiais, por outro lado, normalmente têm o efeito contrário.

É possível averiguar isso na China moderna, onde a economia e a estatura média, que tem aumentado a uma taxa de cerca de 2,5 cm por década, têm crescido juntas. Do mesmo modo, a estatura média na Coreia do Sul tem aumentado. O homem sul-coreano médio hoje em dia é muitos centímetros mais alto do que o seu vizinho da Coreia do Norte, onde a subnutrição é endêmica.

Com isso, muitos pesquisadores têm argumentado que maior estatura reflete uma saúde melhor e, por sua vez, leva a uma vida mais longa. Por exemplo, um grupo de epidemiologistas da Universidade de Bristol, na Inglaterra, mostrou que pessoas mais altas têm menor probabilidade de morrer de doenças cardíacas, e respiratórias, e câncer do estômago do que pessoas mais baixas. Outro estudo examinou esqueletos com três mil anos de idade, escavados de um sítio arqueológico no nordeste da Inglaterra e, após excluir as ossadas de crianças, descobriram que os ossos mais longos pertenciam aos restos de pessoas que viveram mais tempo.

Outros dizem, porém, que ser mais baixo é melhor. Pessoas altas consomem mais calorias, e mais calorias significa envelhecimento acelerado. Em média, os homens também são 8% mais altos que as mulheres, que têm vantagem na expectativa de vida. O que pensar disso tudo? A verdade é que, provavelmente, existe uma pequena vantagem em ser mais alto quando se trata de expectativa de vida — até que ponto, não se sabe. E, no final, existe uma relação entre tamanho e mortalidade sobre a qual as pessoas podem interferir: quanto maior a circunferência da cintura, menor a expectativa de vida.

DESTROS VIVEM MAIS QUE CANHOTOS?

Só é preciso consultar a etimologia de "esquerdo" para verificar que os canhotos, cerca de 10% da população, são mal-falados há séculos. Em latim, a palavra usada para esquerdo é *sinister*, e a palavra para destro é *dexter*, relacionada com destreza. Em francês, a palavra usada para esquerdo, *gauche*, significa "desajeitado"; a palavra para destro, *droit*, tem relação com *direito*.

A ideia de que canhotos têm menor expectativa de vida originou-se em grande parte, de um estudo popular realizado em 1991, que revelou que a proporção de canhotos na população diminui com a idade.[2] Os canhotos têm maior probabilidade de sofrer acidentes com ferramentas elétricas, lesionar os pulsos e desenvolver depressão.

Em 1992, o psicólogo Stanley Coren argumentou que esses infortúnios diminuem significativamente a idade média dos canhotos. Depois de examinar milhares de certidões de óbito na Califórnia, Coren levantou a hipótese de que a expectativa de vida dos canhotos é cerca de nove anos menor que a dos destros.

As pessoas questionaram se houve alguma falha nessa pesquisa, ou poderia ser verdade que os canhotos — desculpe a expressão — ficam com a pior mão?

Se você é canhoto, não fique triste. Em 2000, um pesquisador na Universidade do Estado da Pennsylvannia demonstrou que existe uma explicação simples para o enigma dos canhotos. Muitos idosos destros nasceram canhotos, mas foram pressionados a mudar quando ainda eram crianças. Pense em todas aquelas crianças canhotas no colégio católico que tiveram de conviver com freiras rigorosas, com uma régua na mão, obrigando-as a usar a mão direita. Essa prática é menos comum hoje.

Desde essa pesquisa inicial que dava a entender que os canhotos morrem mais jovens, outros dois estudos examinaram a questão, um publicado na revista *The Lancet* e outro no *British Medical Journal*.

---

[2] Os pesquisadores explicam que canhotos vivem num mundo projetado para destros e, assim, estão mais propensos a sofrer acidentes e lesões graves. (*N. do R.*)

Os estudos examinaram milhares de destros e canhotos e ambos constataram expectativas de vida semelhantes.

Existem, porém, peculiaridades a respeito dos canhotos que não podem ser facilmente explicadas. Seja qual for o motivo, a pressão de viver num mundo feito para destros ou a história sobre uma menor expectativa de vida, os canhotos apresentam maior índice de depressão, uso de drogas, alergias e esquizofrenia. Contudo, os canhotos têm vantagem em esportes como esgrima, tênis e beisebol, sem mencionar maior sucesso acadêmico e QI mais elevado. Cinco dos últimos 11 presidentes norte-americanos eram canhotos, apesar de comporem apenas 10% da população dos EUA.

OS OLHOS MUDAM DE COR À MEDIDA QUE ENVELHECEMOS?

O olho é capaz de refratar luz, dar foco ao mundo e, juntamente com o cérebro, pode ser nosso órgão mais complexo. Mas, para muitas pessoas, a característica mais intrigante do olho humano é, simplesmente, sua cor.

Ela realmente pode mudar sem motivo aparente?

Para a maioria das pessoas, a resposta é não. A cor dos olhos atinge sua maturidade plena na primeira infância e permanece estável pelo resto da vida. Mas muitas pessoas conhecem alguém que jura que a parte colorida dos olhos, a íris, era azul-escura na infância e depois ficou castanha ou cor de mel com a idade. Tenho uma amiga de olhos verdes-claros que diz que eles eram castanhos quando ela era bebê.

Sempre peguei no pé dela e dizia que estava mentindo. Porém, de acordo com estudos, numa pequena porcentagem de adultos, a cor dos olhos pode ficar visivelmente mais clara ou mais escura à medida que envelhecem.

O que determina a cor dos olhos é o pigmento melanina. Olhos que possuem muita melanina no tecido conjuntivo na parte posterior da íris, chamada estroma, são mais escuros, enquanto aqueles com menos melanina tendem a ser mais claros.

Os níveis de melanina geralmente permanecem os mesmos ao longo da vida, mas alguns fatores podem mudá-los de modo permanente.

O primeiro é uma série de doenças oculares, como o glaucoma pigmentar. Certos medicamentos para glaucoma podem causar mudança da cor ao aumentar a pigmentação dos olhos. Outra doença, chamada heterocromia ou olhos multicores, afeta cerca de 1% da população e geralmente é causada por lesões traumáticas. Um exemplo é o músico David Bowie, que diz que as cores distintas de seus olhos, castanho-claro e azul-claro, são resultado de um soco na cara que recebeu quando criança.

E a última e mais frequente causa: nossa boa amiga, a genética. Um estudo de 1997, por exemplo, examinou milhares de gêmeos e descobriu que 10 a 15% deles sofriam mudanças graduais na cor dos olhos ao longo da adolescência e da fase adulta — que ocorre em taxas quase equivalentes em gêmeos idênticos.

E se parecesse que seus olhos mudam de cor toda manhã quando você acorda? Por mais bizarro que possa parecer, existem pessoas que afirmam que seus olhos mudam de matiz de um dia para o outro ou até mesmo, às vezes, de um momento para o outro, dependendo do humor ou da roupa.

Trata-se de um fenômeno que é pouco mais que uma ilusão de ótica.

As pessoas percebem as cores com base na luz refletida pelos objetos, e parte dessa luz — por exemplo, a luz vermelha de uma jaqueta vermelha — será refletida nos olhos. Em uma pessoa com olhos pretos ou castanho-escuros, não é fácil perceber a cor refletida. Porém numa pessoa cujos olhos são mais claros — especialmente castanho-claros ou azuis — a luz refletida na íris cria a ilusão de que o olho mudou de cor. A roupa pode causar esse efeito, assim como um par de óculos diferente ou uma nova tonalidade de cabelo.

Até mesmo seu humor pode causar um efeito semelhante. Por exemplo, a raiva e outras emoções que dilatam as pupilas, onde a quantidade de luz que atinge o fundo dos olhos é determinada, podem fazer com que a íris pareça de uma cor diferente.

Talvez ficar verde de inveja não seja apenas uma metáfora.

2
SEXO, SEXO, SEXO
Afrodisíacos e outros assuntos arriscados

Como autor de textos sobre ciência, você espera certas perguntas de estranhos. Diga a alguém que você acaba de conhecer que passa o tempo todo lendo pesquisas para obter respostas a questões relacionadas à saúde para uma coluna publicada no *New York Times* e, invariavelmente, essa pessoa vai querer saber três coisas.

A primeira é o que ela deve comer, fazer e eliminar de sua vida para diminuir a chance de desenvolver a doença grave que existe na família (a mais mencionada: Alzheimer). Depois, vai querer saber a verdade sobre algo que a mãe disse quando era criança, algo que nunca esqueceu, que sempre seguiu à risca, mas sobre o qual agora, já adulta, não tem mais tanta certeza. Por exemplo, perguntas clássicas do tipo "Posso ler no escuro sem prejudicar a visão?" (Veja o Capítulo 8 para saber a resposta).

Por fim, quando ela já se sente mais à vontade, esse novo conhecido, invariavelmente, passa para seu assunto favorito: sexo.

Vou facilitar as coisas e ir direto ao ponto.

Não, fazer sexo em pé não é considerado método contraceptivo. Sim, muitas coisas além das piscinas podem, realmente, causar encolhimento (raiva, medo, ar frio). E, não, o esperma do homem não acaba, independentemente do tempo que gastam sozinhos no quarto ou na internet. Essas são apenas algumas das respostas que podem ser publicadas.

Nunca me surpreendeu que houvessem tantos equívocos sobre sexo. O que me surpreende é que as respostas que as pessoas procuram sejam tão escassas. A maioria dos médicos não tem tempo ou paciência para respondê-las, e a maioria dos pesquisadores não aceita perguntas feitas pelo público em geral. Além disso, a maioria das pessoas se sente muito constrangida para tocar no assunto.

Até mesmo os médicos e cientistas que entrevistei quando procurava respostas nem sempre têm as respostas, e, quando têm, algum outro especialista igualmente qualificado, discorda veementemente. Muitas vezes, é preciso vasculhar incontáveis estudos para chegar à verdade.

Quando finalmente conseguimos obter algumas respostas, em geral podemos dividir as dúvidas sobre sexo em duas categorias: as que podem ser respondidas com um rápido sim ou não, como aquelas mencionadas anteriormente, e as mais vagas, que habitam a imaginação humana há décadas, popularizadas pelo folclore, reforçadas pela história e, às vezes, relacionadas a grandes ícones — quando não diretamente inspiradas por eles. As respostas são fartas, multifacetadas e, acima de tudo, intrigantes, como uma orgásmica fatia de bolo de chocolate.

O CHOCOLATE É AFRODISÍACO?

Pode-se dizer que o chocolate não é simplesmente um doce, mas uma poderosa poção do amor, cuja fama de inspirar sentimentos cálidos é universalmente conhecida.

O chocolate se derrete rapidamente na língua, submetendo-se à temperatura corporal, fenômeno que, por si só, já é estimulante. O chocolate contém cafeína, açúcar e outros estimulantes e, além de ter um sabor agradável, eleva os ânimos e proporciona uma profunda satisfação.

Os astecas, que ajudaram a levar o cacau para o mundo, foram responsáveis pelos primeiros registros que relacionam o chocolate e o desejo sexual. O Imperador Montezuma o considerava uma espécie de Viagra, consumido-o em grandes quantidades para estimular encontros amorosos com suas muitas esposas. Segundo a lenda, ele bebia cinquenta copos de chocolate por dia.

Os homens, porém, não são os únicos que recorrem ao chocolate para dar uma forcinha. Madame du Barry, cortesã, amante de Luís XV e ninfomaníaca famosa, fazia questão de tomar uma xícara de chocolate com seus amantes antes de permitir que pusessem os pés em seus aposentos. E a Madame de Pompadour, outra famosa — e apenas um pouquinho menos promíscua — amante francesa, era conhecida por começar o dia com chocolate para estimular o desejo pelo rei.

Hoje em dia, depositamos nossa fé no chocolate como catalisador do romance apenas no dia dos namorados, embora sua reputação como afrodisíaco não tenha diminuído. Existe alguma relação?

A maioria dos cientistas acredita que as propriedades afrodisíacas do chocolate, se é que existem, podem ser atribuídas a três ou quatro substâncias químicas. Uma, o triptofano, é um dos elementos que compõem a serotonina, neurotransmissor que produz uma sensação de prazer, ajuda a diminuir a dor e possui um papel importante na excitação sexual. Outra é a teobromina, estimulante químico semelhante à cafeína e que possui grande capacidade de elevar o ânimo. É a substância química que torna uma simples barra de chocolate letal para cães e cavalos (eles metabolizam a teobromina mais lentamente do que os seres humanos).

E existe a feniletilamina, que — ao que tudo indica — é liberada no cérebro quando as pessoas se apaixonam. O chocolate contém feniletilamina em pequenas quantidades, embora não esteja claro se essa quantidade é suficiente para produzir efeitos mensuráveis sobre o desejo. Um estudo descobriu que os níveis dessa substância no sangue não sobem depois que alguém ingere chocolate. Outro estudo, publicado em 2006 na revista *Sexual Medicine*, examinou uma grande amostragem de mulheres e não encontrou diferenças no índice de excitação sexual ou estresse entre aquelas que ingeriam uma porção de chocolate por dia, aquelas que ingeriam três porções ou mais e aquelas que não ingeriam chocolate.

E AS OSTRAS?

O chocolate pode estar relacionado ao amor, mas nenhum alimento tem maior reputação romântica do que a ostra.

Culturas antigas consideravam a ostra um reminiscente da genitália feminina tanto na aparência como na textura, o que fez com que acreditassem que ela melhorava o desempenho sexual. *Tom Jones*, de Henry Fielding, tornou inesquecível a sensualidade do ato de comer ostras, e diz-se que Giacomo Casanova, o veneziano do século XVIII, comia dúzias delas de uma vez para se preparar para suas lendárias aventuras amorosas.

Levando em conta o relato de Casanova a respeito da ocasião em que banqueteou-se com ostras na companhia de uma de suas amantes, Signorina "M.M.", que também era amante do embaixador francês em Veneza, o abade de Bernis, um homem tão pervertido que costumava ficar escondido, observando Casanova e M.M. fazendo amor. "Ela me ofereceu a dela na língua ao mesmo tempo que depositei a minha entre seus lábios; não existe jogo mais lascivo e voluptuoso entre dois amantes, chega a ser cômico, mas a comédia em nada prejudica, pois o riso é a marca de quem está feliz. Que tempero que saboreio da ostra que sugo dos lábios da mulher que amo!"

Em resumo: uma experiência profundamente erótica.

Não é de admirar que nos últimos duzentos anos as pessoas tentem recriar os encontros amorosos de Casanova. Ainda assim, depois de todo esse tempo, os dados científicos por trás da ideia de que as ostras são catalizadoras da paixão permanecem obscuros.

As ostras são ricas em zinco, e inúmeros estudos relacionam a deficiência de zinco com impotência e desenvolvimento sexual tardio. Alguns constataram que homens impotentes e com baixos níveis de zinco que ingerem suplementos com esse elemento podem aumentar a libido e praticar sexo com mais frequência. Porém, até agora, nenhum estudo mais importante demonstrou que comer uma ou duas ostras (ou uma dúzia delas) causa algum impacto direto no nível de excitação da média das pessoas.

Um estudo conduzido por pesquisadores italianos em 2005 chegou perto. Descobriu que mexilhões do mediterrâneo continham níveis elevados de dois aminoácidos, ácido D-aspártico e N-metil-D-aspartato, que já se demonstraram capazes de estimular a liberação de hormônios sexuais em animais. Mas esse estudo, embora fascinante, possui um grave defeito: seus achados só se aplicam aos mexilhões.

O que muitas pessoas não percebem é que o afrodisíaco não precisa ser uma comida, droga ou aroma. Na verdade, na maioria das vezes o efeito é psicológico. O órgão sexual mais poderoso é o cérebro. Frequentemente, o necessário para provocar excitação sexual em alguém é simplesmente dizer a essa pessoa que aquilo que está comendo ou o perfume que está sentindo tem propriedades afrodisíacas.

As ostras podem ser uma predileção antiga, mas existem alimentos surpreendentes capazes de deixar as pessoas no clima. Pesquisadores em Chicago elaboraram uma lista alguns anos depois de expor um grupo de pessoas a diversos alimentos e aromas e examinar o fluxo sanguíneo da genitália, uma medida da excitação. Aqui está, surpreendentemente, o que eles descobriram:

Para os homens, o cheiro de um bolinho de canela teve um impacto tão poderoso sobre a libido que superou o aroma de uma enorme quantidade de perfumes combinados. Os homens também ficaram muito excitados com a essência de torta de abóbora, lavanda, rosquinha, pizza, pipoca amanteigada, baunilha e morangos. Os alimentos e essências que mais excitaram as mulheres foram o alcaçuz, pão de banana com nozes, pepino e doces.

O que todos esses alimentos têm em comum? Podem não soar sexualmente atraente, mas são capazes de despertar sensações de conforto, segurança e nostalgia, e acabam com a ansiedade — todos podem ter um poderoso efeito afrodisíaco sobre a mente.

Se existisse uma filial do Dunkin' Donuts na França do século XVIII, talvez estivéssemos contando histórias sobre um Casanova entusiasmado com bolinhos de canela, em vez de ostras.

A MOSCA ESPANHOLA EXISTE DE FATO?

Soa como piada ou uma invenção recente, mas fala-se há muito tempo da cantárida ou mosca espanhola, o besouro verde-esmeralda que seria capaz de deixar as pessoas loucas de desejo sexual. Reza a lenda que, na Roma antiga, a conturbada esposa do Imperador Nero costumava pôr a cantárida no prato de seus convidados só para se divertir. Diz-se que o rei francês Henrique IV confiava nesse efeito e que o Marquês de Sade a usava para dar início a orgias.

Há dois tipos de mosca espanhola. Existe o coquetel, feito com uma parte de tequila, uma parte de Cuarenta y Tres e um pauzinho de canela de enfeite. Essa bebida tem um efeito poderosíssimo, mas não na libido. E existe o afrodisíaco que é feito do corpo seco e esmigalhado do besouro chamado cantárida. Acredita-se que causa uma irritação na parede interna da uretra, o que produz uma coceira que supostamente desencadeia a vontade de praticar sexo.

Nenhum estudo, porém, jamais provou que a mosca espanhola possui esse poder afrodisíaco. E, se for consumida além de dosagens bem pequenas, pode ser tóxica, provocando danos permanentes nos rins e nos órgãos genitais.

Mas não se preocupe. A maioria das pessoas jamais terá a oportunidade de experimentar os efeitos da mosca espanhola. Ela é proibida nos Estados Unidos e a maioria dos produtos que são anunciados como mosca espanhola não passam de pimenta vermelha em cápsulas.

OS CARECAS SÃO MAIS VIRIS?

Muitas pessoas que conheço — quase todos apenas por coincidência homens calvos — já me pediram para comprovar a ideia segundo a qual os altos níveis de testosterona responsáveis pela calvície também os torna incrivelmente viris. Trata-se de uma ideia antiquíssima que é fruto sobretudo de observações. Há muito tempo, as pessoas observaram que os eunucos — homens castrados — sempre eram muito cabeludos, de forma que presumiram que níveis baixos de testosterona significavam mais cabelo. Recentemente, tem se falado muito de um outro aspecto desse fenômeno: um sintoma comum do uso de esteroides é a queda de cabelo. Em outras palavras, quanto mais alto o nível de testosterona, menos cabelo. Com isso, algumas pessoas acham que ter menos cabelo equivale a ter mais testosterona, o que, por sua vez, equivale a ter maior desejo sexual.

O primeiro experimento científico a apoiar essa teoria foi realizado em 1951, na Itália, e anunciou que carecas têm mais filhos homens do que homens da mesma idade com pouca ou nenhuma perda capilar. Os pesquisadores argumentaram que essa descoberta tinha algo a ver com os níveis mais altos de testosterona dos homens carecas.

Estudos posteriores, entretanto, mostraram que não era bem assim. Os níveis de testosterona não apresentam ligação muito forte com a virilidade como muitas pessoas acreditam, já que esse hormônio tem apenas um efeito muito leve sobre o impulso sexual. E hoje sabemos que a questão não é que os carecas tenham níveis mais altos de testosterona, e sim que as células receptoras desse hormônio no couro cabeludo deles são mais sensíveis. É por isso que a perda capilar continua acelerando com a idade, mesmo quando o nível de testosterona continua caindo.

Minhas condolências.

O HOMEM É CAPAZ DE SABER QUANDO UMA MULHER ESTÁ FINGINDO?

E o Oscar de melhor atriz vai para... as mulheres de todo o mundo por seu desempenho magistral na cama. Uma olhada rápida em diversas pesquisas mostra que entre 50 e 70% de todas as mulheres dizem que fingiram o orgasmo uma vez ou outra, a maioria das vezes porque queriam agradar o parceiro, estavam nervosas ou estressadas, ou, para parafrasear uma fala de *Seinfeld*, porque já estavam satisfeitas e tudo que queriam era dormir.

É muito mais difícil encontrar pesquisas que perguntem aos homens se eles acreditam que já terem feito sexo com uma mulher que fingiu o orgasmo. Porém, minhas observações me levam a crer que, caso uma pesquisa assim fosse realizada, o percentual de homens que admitiriam isso ficaria entre zero e um por cento. Nenhum homem quer acreditar que é incapaz de satisfazer uma amante na cama, apesar de seus melhores esforços. E talvez as mulheres sejam simplesmente mais competentes para simular do que os homens são para detectar.

Ao que parece, muitas mulheres pensam que é exatamente isso o que acontece. Uma amiga me lançou um olhar de desprezo quando perguntei se um homem seria capaz de descobrir um falso orgasmo, dizendo que eu estava condenado a escrever uma das menores matérias jornalísticas da história, pois a resposta correta *obviamente* consistia numa única palavra: não.

Seja qual for sua postura sobre a simulação do orgasmo, para muitas mulheres — e, involuntariamente, ao que parece, para alguns homens — isso faz parte da vida. O fato puro e simples é que embora os sinais de orgasmo feminino variem enormemente de mulher para mulher, existem certas características que são inequívocas e totalmente seguras. As mulheres podem aperfeiçoar o quanto quiserem suas técnicas de simulação, mas um bom observador com suficiente conhecimento de fisiologia provavelmente será capaz de saber. Encaremos o fato, se fosse fácil fingir o orgasmo, eles poderiam não ser tão cobiçados.

De acordo com pesquisas, estudos e textos médicos, todo orgasmo feminino é precedido de quatro estágios não muito diferentes dos estágios que precedem o orgasmo masculino. No primeiro estágio, o clitóris fica ereto, os dois terços internos da vagina ficam mais largos e a pele em volta dela fica mais escura. Estes são sinais de que a irrigação sanguínea está aumentando na região. No segundo estágio, os mamilos ficam entumescidos e os seios ficam mais sensíveis. Então, vem o estágio três, que tem a ver com a respiração. A respiração fica mais rápida, curta e profunda, e quase rítmica em alguns casos, pois o corpo está tentando absorver mais oxigênio. Então, pouco antes do estágio do clímax, a parte superior do corpo ruboriza; o pescoço e o tórax da mulher ficam vermelhos e as bochechas assumem um tom rosado.

É nesse momento que o Vesúvio está quase entrando em erupção. O que acontece a seguir são espasmos musculares que percorrem o corpo inteiro, especialmente a vagina, o útero e o assoalho pélvico. As primeiras contrações são as mais fortes. As coxas da mulher tremem de leve e as costas ficam mais rígidas e se esticam sem que ela seja capaz de controlar o movimento.

A voz é um grande sinal denunciador. Gemidos leves e frases incompletas são sinais de que um orgasmo pode ser real. Se uma mulher disser uma frase completa ou gritar tão alto a ponto de acordar os vizinhos, é provável que esteja fingindo. Durante o clímax, o corpo libera oxitocina, endorfinas e outros hormônios prazerosos que produzem uma sensação de vertigem, calor e relaxamento. Nas mulheres, essa descarga de hormônios e essas sensações resultam num breve estado de embriaguez que perdura mesmo depois do ato sexual. Por isso, se uma mulher começar a falar que vai arrumar o guarda-roupa imediatamente depois do sexo ou pular da cama como se nada tivesse acontecido, é provável que não tenha havido nada.

AS MULHERES PODEM TER ORGASMOS MÚLTIPLOS?

Pode repetir? A maioria das mulheres têm dificuldade para atingir até mesmo um único orgasmo, principalmente graças a amantes que não sabem direito o que fazem e suas próprias barreiras psicológicas e sociais. Por isso, a ideia de uma mulher tendo orgasmo múltiplos durante uma única relação sexual pode parecer um pouco presunçosa. Algumas pessoas acham que isso não passa de mito.

Mas não é. Estudos descobriram que entre 13 e 40% das mulheres já tiveram orgasmos múltiplos — cerca de 30% das mulheres num momento ou noutro e outros 10% regularmente. A razão é simples: as mulheres não têm um período refratário, ou de "esfriamento", após o orgasmo, o que, no caso do homem, faz o pênis ficar flácido. Por isso, algumas mulheres podem ter — ou pelo menos têm o potencial de ter — dois, três ou quatro orgasmos sucessivos em pouquíssimo tempo.

A melhor forma de uma mulher aumentar sua chance de ter orgasmos múltiplos é fortalecendo a musculatura pélvica com exercícios nessa região, já que a capacidade de controlar e contrair esses músculos durante o sexo influi enormemente sobre a intensidade e a quantidade dos orgasmos. Ter um parceiro generoso e dedicado também é um fator importante. Sem estimulação contínua, o nível de excitação da mulher volta a cair depois do primeiro orgasmo, reduzindo seu potencial de ter um segundo (ou terceiro, ou quarto, ou...).

Não está claro o que separa as mulheres que dizem ser capazes de ter orgasmos múltiplos daquelas que se dizem incapazes de ter essa mesma experiência. Algumas mulheres se queixam da sensibilidade nos mamilos e no clitóris após o orgasmo, o que, sem dúvida, faz com que se sintam menos dispostas a permitir alguma forma de estimulação ininterrupta que não seja um mero carinho leve. Alguns poucos estudos controversos (e questionáveis) também já fizeram a associação entre a capacidade de ter orgasmos e sua frequência com o nível de renda e escolaridade da mulher.

No caso dos homens, a coisa mais próxima que existe de orgasmos múltiplos é o sexo tântrico — chegar à beira do orgasmo várias vezes sem ejacular. Uma vez que a ejaculação acontece, uma forte descarga de hormônios é liberada e o período refratário se instala. Acredita-se que o hormônio prolactina é o principal responsável por desencadear o período refratário, o que já incentivou muitos cientistas a buscar uma droga capaz de inibir sua ação. Dizem que uma droga inibidora da prolactina está em estágio de produção e pode acabar sendo o próximo Viagra.

Enquanto isso, o homem pode evitar ejacular pouco antes do clímax pressionando aquela pequena região de pele entre o escroto e o ânus chamada períneo. A desvantagem? Isso pode provocar uma coisa chamada ejaculação retrógrada, na qual o sêmen é redirecionado para a bexiga. Também pode lesionar nervos e vasos sanguíneos que irrigam a região genital. Ai!

HORMÔNIOS NO LEITE ESTÃO FAZENDO AS MENINAS ENTRAREM NA PUBERDADE MAIS CEDO?

Pense por um segundo na quantidade de leite que você consome diariamente. Além do habitual copo de leite que tomamos para acompanhar uma refeição, muitos começam o dia com uma xícara de leite, uma tigela de cereal, um potinho de iogurte ou algum outro alimento lácteo. E não podemos esquecer dos queijos e da manteiga que consumimos nos almoços e jantares, o sorvete que tomamos na sobremesa e o chocolate que não conseguimos dispensar durante o dia.

Segundo algumas estimativas, o norte-americano médio consome quase 320 quilos de produtos lácteos a cada ano, o que faz do leite o principal produto de sua dieta. Os norte-americanos estão consumindo mais leite do que nunca.

Portanto, quando um grande estudo de 1997 descobriu que as meninas estavam entrando na puberdade mais cedo do que o habitual, pareceu uma escolha óbvia olhar com desconfiança para o leite.

Os indícios eram, basicamente, casuais, embora parecesse evidente aos olhos de todos. Médicos e pediatras já observavam que cada vez mais meninas de seis a sete anos chegavam a seus consultórios com seios e pelos pubianos. Professores do ensino fundamental diziam que embora os meninos não apresentassem mudanças físicas de uma geração para a outra, as meninas estavam desenvolvendo características adultas muito mais cedo.

Dessa forma, o estudo de 1997, realizado com 17 mil meninas de três a doze anos, descobriu que as meninas estavam entrando na puberdade cerca de um ano antes do que os livros didáticos diziam ser o normal. As meninas negras estavam desenvolvendo seios e pelos púbicos pouco antes dos nove anos, e as brancas desenvolviam seios pouco antes dos nove e pelos pubianos com dez anos e meio.

Uma substância dada às vacas para aumentar a produção de leite, chamada hormônio do crescimento bovino recombinante, tornou-se o principal suspeito e, quase imediatamente, as vendas dos derivados de leite de produção orgânica sofreram um enorme aumento. Será que o hormônio de crescimento artificial não poderia estar acelerando o desenvolvimento das crianças?

Outros estudos não demonstraram nenhuma relação semelhante. Em vez disso, se as meninas estavam amadurecendo mais cedo, fato que muitos cientistas ainda discutem, isso pode ter mais a ver com a obesidade do que com o leite.

Embora o hormônio do crescimento bovino recombinante seja administrado nas vacas leiteiras, não está claro se esse hormônio contamina o leite. Caso isso realmente acontecesse, o impacto seria irrisório, já que, para funcionar, o hormônio precisa ser injetado, não ingerido.

Outros estudos mostram que meninas às quais se atribuiu um desenvolvimento precoce tinham um índice de massa corporal mais alto, o que pode dar a impressão de que elas desenvolveram seios. Se lembrarmos que as descobertas do primeiro estudo sobre a puberdade coincidiram com um aumento da obesidade em todos os Estados Unidos, subitamente tem-se a impressão de que a conclusão sobre a puberdade precoce foi precipitada.

A ironia é que, quer as meninas estejam de fato tendo uma puberdade precoce ou simplesmente ganhando peso mais cedo, a razão principal de ambas as possibilidades é a mesma: leite, queijo e sorvete demais.

SEXO PODE PROVOCAR ATAQUE CARDÍACO?

O disse me disse correu solto em 1979 quando o vice-presidente dos EUA, Nelson A. Rockefeller, morreu de infarto em circunstâncias descritas pelo redator de seus discursos como "inegavelmente íntimas". Com "íntimas" ele queria dizer deitado numa cama com uma amante que tinha metade de sua idade.

A ideia de que a atividade sexual pode ser a causa de um infarto não é nova. Com efeito, a crença de que o esforço físico na cama força o coração faz muita gente — cardíacos, idosos, obesos — limitar suas atividades sexuais ou se abster por completo.

Quem perde são eles.

Embora exista, sem dúvida, alguma verdade na história, segundo as pesquisas, é evidente que ela é exagerada. O ato sexual certamente pode aumentar a atividade cardiovascular, mas não provocará nenhum mal, a não ser que você esteja pendurado no lustre. Aliás, para a maioria das pessoas, mesmo para os cardíacos, trata-se de uma atividade recomendável.

Em 1996, uma equipe de cientistas da Universidade de Harvard promoveu um estudo com mais de oitocentos sobreviventes de infarto em todos os Estados Unidos. Eles descobriram que a chance de sexo causar um ataque cardíaco era de cerca de duas em um milhão, incluindo indivíduos que já tinham sofrido um ataque antes.

Isso é o dobro do risco enfrentado por pessoas saudáveis nas duas horas que se seguem ao ato sexual, mas o risco continua sendo tão baixo que nenhum cardíaco deveria interromper sua vida sexual por isso. Em 2001, um grupo de pesquisadores suecos que estudaram 699 sobreviventes de ataque cardíaco chegaram a resultados semelhantes, tendo descoberto que o risco era extremamente pequeno, porém mais alto, entre pacientes sedentários. "Embora exista uma parte de verdade nessa mitologia", explicou o dr. Murray Mittleman, professor-associado da Harvard Medical School e um dos autores do estudo de 1996, "o aumento absoluto no risco é tão pequeno que para a grande maioria das pessoas deveria ser a última coisa com que se preocupar."

Especialmente se você conseguir dedicar alguns minutos aos exercícios entre seus compromissos. À medida que aumenta o volume de exercícios diários, o risco de sofrer um ataque cardíaco durante o sexo cai, embora existam fatores que podem aumentar o risco: sexo mais intenso é uma delas, e sexo arriscado é outra. Com "arriscado" não estamos nos referindo a sexo sem proteção, mas de relações extraconjugais.

As chances não maiores quando se é um político exposto à população. Reza a lenda que naquela fatídica noite de 1979, a amante de 27 anos (e funcionária) de Rockefeller ficou tão preocupada em esconder o caso entre eles que não conseguiu pensar no que fazer ao ver o patrão caído no chão. Finalmente, chamou a ambulância após uma hora e meia. Segundo os boletins policiais, Rockefeller não morreu na cama, mas a caminho do hospital.

FAZER SEXO ANTES DE PRATICAR ESPORTES PREJUDICA O DESEMPENHO?

Ninguém sabe ao certo quando essa história começou, mas a ideia de que os atletas devem se abster do sexo antes de um jogo tem sido uma regra de ouro dos esportes há séculos. O historiador romano Plínio, o Velho, foi um dos primeiros a examinar detidamente essa ligação, embora a tenha visto sob uma luz positiva: "Quando os atletas estão lerdos, revitalizam-se ao fazer amor", escreveu em 77 a.C.

O lendário bardo grego Homero tinha visão diferente. Em um diálogo, descreveu um campeão olímpico chamado Ikkos de Tarentum, cujo regime de treinamento consistia numa dieta de queijo e javali, e nenhum sexo — ele acreditava que o sexo antes de competições poderia minar sua força e exaurir sua energia.

Mais de um milênio depois, no espírito de Ikkos, está se tornando rotineiro que os técnicos de praticamente todos os esportes proíbam seus atletas de fazer sexo na véspera de jogos, para conservar a energia e aumentar o nível de agressividade. No futebol americano profissional, times como o Pittsburgh Steelers e o Indianapolis Colts exigem que seus jogadores se concentrem em hotéis próximos ao estádio, mesmo para jogos em casa, em parte para mantê-los afastados de esposas e namoradas. Boxeadores como Lennox Lewis e Muhammad Ali já declararam ter ficado sem sexo durante semanas antes de uma grande luta. E nadadores e velocistas olímpicos já afirmaram que sexo antes de uma competição pode ter consequências drásticas: segundo boletins publicados, o nadador americano Josh Davis, que ganhou três medalhas de ouro nos jogos de Atlanta de 1996, acredita que não se classificou para os jogos de 2004 em Atenas porque fez sexo com a esposa no dia das provas.

Estudos científicos em série — sim, é verdade que há cientistas se dedicando a essa questão — afirmam, entretanto, que esse comportamento não procede. Quando muito, abster-se de sexo antes da prática de um esporte pode até prejudicar o desempenho do atleta. Num estudo de 2000 publicado no *Clinical Journal of Sport Medicine*, intitulado "Sexo na véspera de uma competição prejudica o desempenho?", um epidemiologista revisou dezenas de descobertas e chegou à conclusão de que sexo entre pessoas casadas não queima mais do que cinquenta calorias. A maioria das pessoas queima mais energia levando o cachorro para passear. O estudo também não encontrou nenhuma evidência de que o sexo enfraquece os músculos.

Aliás, outros estudos descobriram que o sexo ameniza dores musculares (especialmente nas mulheres), alivia lesões causadas pela prática de esportes e gera um estado de relaxamento que pode ser extremamente benéfico em situações esportivas que exigem coordenação e controle muscular, como golfe e tênis. Quanto à agressividade, os cientistas descobriram que os níveis de testosterona tanto nos homens como nas mulheres aumentam com a atividade sexual, o que nos leva a crer que quanto mais sexo é praticado durante a noite, maior será o índice de agressividade no dia seguinte, assim como o desempenho atlético.

Casey Stengel, o grande técnico do time de beisebol New York Yanques e filósofo, explicou a questão da melhor maneira possível: "Estar com uma mulher a noite inteira nunca fez mal a um jogador de beisebol profissional. "Ficar acordado a noite inteira procurando por mulher é que é péssimo."

O SELIM CAUSA IMPOTÊNCIA?

Para quem gosta de andar de bicicleta, poucas coisas são mais prazerosas do que subir na "magrela" e passear por ruas e ladeiras, ou descer a encosta de um morro a toda velocidade. Por mais cansativo que seja, o corpo dolorido no dia seguinte continua valendo a pena. E até os passeios mais lentos e tranquilos podem ser emocionantes.

Pelo menos era assim até 1997, quando um urologista de Boston virou o mundo do ciclismo de rodas para o ar com sua declaração, do ponto de vista científico, de que só há dois tipos de ciclistas: "os que são impotentes, e os que serão impotentes".

Isso causou o maior burburinho. Muitas pessoas andam de bicicleta para manter a forma, mas, até então, poucas tinham levado a sério a ideia segundo a qual andar de bicicleta pudesse prejudicar sua vida sexual. Eu, que passava o verão inteiro andando de bicicleta no campo — de 100 a 200 km por dia, todos os dias —, recebi a notícia como um raio na minha cabeça.

Um estudo de 1998 que examinou centenas de ciclistas saudáveis do sexo masculino entre os vinte anos e pouco acima dos trinta descobriu que eles tinham uma taxa mais alta de disfunção erétil do que um grupo de corredores na mesma faixa etária e igualmente saudáveis. Quanto mais o homem andava de bicicleta, os cientistas descobriram, maior era o risco de impotência ou perda de libido. E pesquisadores austríacos descobriram que homens que usavam suas *mountain bikes* pelo menos duas vezes por semana e que estavam na melhor forma física, quando submetidos a testes de contagem de esperma, apresentavam um terço da contagem de não ciclistas saudáveis.

O problema: quando um homem se senta no selim de uma bicicleta, uma artéria importante que passa pelo períneo e irriga o pênis é comprimida, de modo muito semelhante a um canudo de refrigerante que é achatado. Essa artéria normalmente volta a se inflar, mas, com o tempo, é comprimida tantas vezes que não volta mais ao estado original. Deve-se observar que, nas mulheres, as artérias que fazem o clitóris entumescer durante o sexo provavelmente são atingidas da mesma maneira. Embora elas não tenham sido estudadas com tanta profundidade, podem acabar com um dano semelhante. Cerca de 60% das mulheres que andam de bicicleta com frequência — de três a quatro vezes por semana durante uma ou duas horas a cada vez — sentem dormência, latejamento ou dor.

Os assentos tradicionais das bicicletas são tão estreitos que não permitem que o peso seja distribuído por igual. Isso fez com que os fabricantes criassem selins ergonômicos com uma abertura atrás ou um buraco no meio, pensando que essas alterações aliviariam a pressão. Mas isso não resolveu o problema. Com uma superfície menor, os selins ergonômicos acabaram forçando alguns homens a concentrar ainda mais peso no períneo. E os selins de gel não são melhores, pois o gel utilizado na fabricação pode ficar maleável demais e formar protuberâncias em áreas sensíveis.

O que fazer? Os melhores selins, ao que parece, são aqueles que protegem o períneo obrigando o ciclista a se recostar. Também ajuda ajustar o selim de modo a ficar inclinado para baixo e se levantar de vez em quando por cerca de dois minutos. Isso não apenas alivia a pressão como também faz você parecer mais arrojado.

FAZER SEXO DURANTE A GRAVIDEZ PODE INDUZIR O PARTO?

Faz tempo que grávidas cujos filhos estão demorando a nascer ouvem isso: elas podem terminar a gravidez do mesmo modo que começaram — com sexo. Esse método pode ser comparado com algumas corridas em volta do quarteirão ou tomar óleo de rícino — duas outras crenças populares — e não surpreende que pesquisas com mulheres grávidas tenham visto no sexo a opção mais popular para acelerar o nascimento do bebê.

Por mais complicado que possa parecer, o sexo durante a gravidez supera muitos dos métodos mais antigos. Os peregrinos norte-americanos amarravam as mulheres cujos filhos estavam demorando a nascer num tronco e então sacudiam-nas para cima e para baixo, achando que o bebê iria cair.

Os motivos pelos quais muitas pessoas acreditam que o sexo seja capaz de induzir o parto variam enormemente. Rachel, do seriado *Friends*, explica a questão de forma direta quando tenta sedutoramente convencer Ross a ajudá-la a precipitar o trabalho de parto. "Pense em mim como uma embalagem de ketchup; às vezes a gente tem que bater no fundo para fazer o conteúdo sair".

Mas seja qual for o motivo da crença, e a despeito de sua popularidade, não existe apoio científico para ela. Segundo um estudo detalhado de 2006, o primeiro a examinar o assunto, o sexo nos estágios finais da gravidez não só não acelera o parto como pode ter o efeito contrário.

O estudo, publicado na revista *Obstetrics and Gynecology*, acompanhou 93 mulheres no terceiro trimestre de gravidez. Aquelas que disseram ter feito sexo nas últimas semanas de gravidez — cerca da metade — deram à luz com 39,9 semanas, em média, em comparação com as 39,3 semanas daquelas que fizeram abstinência.

Mas isso não é tudo. Parte da explicação pseudocientífica para a prática é que o esperma humano contém pequenas quantidades do hormônio prostaglandina, que em alguns casos pode estimular o cérvix e ajudar a iniciar as contrações. A maioria dos médicos administra prostaglandina sintética para ajudar as mulheres que querem entrar em trabalho de parto.

Nesse estudo, porém, as mulheres sexualmente ativas passaram por exames pré-parto, e não foi constatado nenhum sinal de que tinham entrado nessa fase. Sexo pode não ser um método confiável para iniciar o trabalho de parto, porém, ao contrário de outros métodos, não há provas de que faça mal ao bebê. E, pelo menos, você irá queimar aquelas cinquenta calorias enquanto espera que o teimosinho resolva sair.

3
A SOBREVIVÊNCIA DO MAIS MALHADO
Vale mesmo a pena pagar a mensalidade da academia?

Comer bem e fazer exercícios é divino. Isso resume o estilo de vida que é martelado em nossas cabeças desde o ensino fundamental.

Recebemos orientações para fazer tudo que seja humanamente possível para que o coração bata e o sangue flua com absoluta regularidade, mesmo quando os avanços tecnológicos tornam cada vez menos necessário sair de casa e tudo que queremos fazer é hibernar. Ainda mais irritante é quando nos dizem que devemos tomar o maior cuidado possível com aquilo que comemos. Não importa que vivamos num país onde os feriados giram em torno de comida, há um *fast-food* em cada esquina e grandes empresas faturam bilhões nos entupindo com açúcar e gordura.

É fácil dizer que devemos nos manter em forma, embora esta seja uma tarefa praticamente impossível de ser realizada.

Não surpreende, portanto, que acabemos enganando a nós mesmos. Quase dois terços das pessoas com sobrepeso *afirmam* ter hábitos alimentares saudáveis, embora comam alimentos considerados nocivos, e um terço dos norte-americanos que afirmam praticar exercícios físicos com a máxima frequência e o maior empenho de que são capazes, de algum modo, continuam acima do peso.

Somos prisioneiros da luta pela boa forma física, com o que aprendemos na escola nos puxando numa direção e a cultura da abundância nos puxando para a outra.

Como acontece em qualquer batalha, soluções rápidas e simples são tentadoras. Motivo pelo qual somos presas tão fáceis de tantos exercícios mirabolantes e dietas da moda: tudo isso nos dá a esperança de que podemos pegar atalhos e continuar perdendo peso e tendo uma boa aparência. Além disso, um mundo no qual realmente comêssemos bem e fizéssemos exercícios diários seria um lugar terrivelmente entediante. E, sem todas as empresas que nos empurram *junk food* e aparelhos mirabolantes de ginástica, nossa economia poderia afundar.

Mas no que devemos acreditar e o que devemos ignorar?

Será que realmente existem alimentos capazes de nos fazer perder peso — alimentos com calorias *negativas*? Podemos entrar e sair de diversas dietas e atingirmos a meta de perda de peso? E qual é o melhor caminho para uma barriga de tanquinho? E ainda temos as dúvidas sobre o consumo de gordura. É verdade que acumulamos mais gordura quando comemos à noite, e que queimamos gordura quando nos exercitamos pela manhã, de estômago vazio? E, finalmente, a pergunta que já ocorreu a todo mundo em algum momento: quando paramos nossa rotina de exercícios, o que acontece, *de fato*, com nosso corpo? Todos aqueles músculos se transformam em gordura?

MÚSCULOS VIRAM GORDURA QUANDO PARAMOS DE MALHAR?

Nos dias mais quentes do verão, quando as pessoas fogem para as praias e mostram o corpo, quem abandonou a academia de ginástica sente um arrepio. Parece que aquela barriga durinha e bíceps volumosos desapareceram.

Será que todos aqueles músculos se transformaram em gordura? A resposta é simples: não.

Quando as pessoas param de fazer exercícios e voltam a ser sedentárias, os músculos começam a atrofiar, dando lugar para o tecido adiposo, ou seja, a gordura, que vai lentamente ocupando seu espaço. Ao mesmo tempo, essas pessoas geralmente continuam consumindo a mesma quantidade de calorias que ingeriam durante os dias de mais atividade, apesar do seu gasto de energia ter se tornado bem menor. Além disso, músculos aumentam a taxa metabólica e permitem que queimemos mais calorias do que o normal — como quando passamos dias hibernando no sofá.

Tudo isso pode criar a ilusão de que a barriga tanquinho e o bíceps definido viraram gordura. Porém os músculos e a gordura são na verdade dois tecidos distintos que nunca se transformam um no outro. Os fatos são: "A relação entre gordura e musculatura mudou", diz o dr. Gerard P. Varlotta, professor-associado da Universidade de Nova York.

Até mesmo as pessoas que se recusam a frequentar uma academia podem evitar a atrofia muscular. Apesar do que alguns *personal trainers* dizem, a maioria das pessoas em forma pode evitar que seus músculos se atrofiem por meio de atividades ou tarefas moderadas, como limpar a casa, levar o cachorro para passear ou dar uma voltinha rápida pela casa de vez em quando.

Parece ridículo? Em 2005, pesquisadores da Mayo Clinic, em Rochester, Minnesota, instalaram sensores de movimento em vinte pessoas — dez magras e dez acima do peso — durante dez dias seguidos. Os sensores mostraram que enquanto os pesquisados mais gordos ficavam mais tempo sentados, os magros passavam duas horas a mais de pé, andando, de um modo geral, de um lado para o outro dentro de casa. No final do estudo, toda essa inquietação queimou um total de 350 calorias por dia — ou cerca de 13 quilos por ano.

Você continua sentado?

CORRER FAZ TÃO MAL PARA OS JOELHOS QUE NÃO SERIA MELHOR PARAR DE PRATICAR COOPER?

As pessoas que correm regularmente se preocupam com o fato de que passar muito tempo forçando os pés no chão seja um caminho certo para sofrer de dor nos joelhos e articulações.

Não surpreende, que uma das maiores preocupações dos corredores regulares seja a osteoartrite, doença degenerativa das articulações. Esse é um dos motivos pelos quais atletas abandonam os tênis de corrida e adotam esportes de baixo impacto, como o ciclismo, a caminhada, o tênis e exercícios em aparelhos para ginástica em casa. Na pior das hipóteses, isso faz as pessoas adotarem a mãe de todas as atividades de baixo impacto: trocar de canal na tevê.

Porém, na maioria dos casos, uma corrida moderada não só provocará pouco ou nenhum dano em seus joelhos, como vai acabar protegendo — isso mesmo, protegendo — suas articulações. Trata-se de um dado que já foi levantado em inúmeros estudos, que mostraram que pessoas que correm algumas vezes por semana não aumentam o risco de contrair osteoartrite. Em comparação com quem não pratica nenhum exercício, os corredores amadores apresentam, em geral, probabilidade menor de apresentar danos nas articulações.

Quando surgem problemas, eles são em geral causados por um excesso de esforço do joelho ou da articulação previamente lesionada, o que acontece frequentemente com atletas profissionais e é a razão pela qual eles apresentam taxas mais elevadas de artrite nos braços e pernas. Por exemplo, Sandy Koufax, o lendário lançador de beisebol, que foi obrigado a se aposentar aos trinta anos graças a uma artrite traumática. Um estudo descobriu que as pessoas que sofrem lesões nas articulações ainda no início da fase adulta apresentam probabilidade duas vezes maior de desenvolver osteoartrite aos 65 anos do que pessoas que não sofreram lesões anteriormente.

No caso de pessoas com articulações saudáveis, porém, exercícios moderados fortalecem os ossos e os músculos, o que é a melhor coisa que se pode fazer para evitar problemas sérios. Como correr ajuda a perder peso, no final das contas você está reduzindo o desgaste que o excesso de peso pode exercer sobre as articulações e os joelhos. Tudo isso significa que, em resumo, você diminui as chances de vir a sofrer de artrite.

Um estudo realizado por pesquisadores da Universidade de Stanford demonstrou isso ao comparar, durante cinco anos, centenas de pessoas habituadas a correr com outras que não corriam. Embora os corredores tenham sentido dores leves com mais regularidade, sofreram menos problemas articulatórios e musculares do que os que não corriam — e passaram cerca de 33% menos tempo no hospital, tinham pressão arterial mais baixa e apresentavam cerca de metade do número de faltas ao trabalho. Outro estudo, publicado no *American Journal of Sports Medicine*, examinou trinta pessoas que correram uma média superior a 19 quilômetros por semana nas últimas quatro décadas e descobriu que o índice de artrite nos quadris, joelhos e tornozelos não era superior à média. Alguns pesquisadores já argumentaram que correr pode atrasar a instalação da artrite em cerca de 12 anos.

O que a maioria das pessoas não percebe é que, com mais frequência do que se imagina, as lesões relacionadas as corridas são causadas por calçados inadequados ou excessivamente gastos, e não pelo ato de correr em si. Algumas pessoas usam calçados errados que fazem o pé voltar-se demais para dentro, o que é conhecido como pronação, que provoca dores na coluna e nos joelhos, enquanto outros usam calçados que fazem o contrário.

Da próxima vez que você for correr e suas pernas ou costas começarem a doer, verifique seu tênis, não seu condicionamento físico.

MÁQUINAS DE FAZER ABDOMINAIS SÃO A MELHOR FORMA DE ADQUIRIR UMA BARRIGA TANQUINHO?

Adquirir massa muscular é simples. Se você quer braços mais fortes, exercite o bíceps. Se quer coxas mais grossas, exercite as pernas. Mas e se você quiser uma barriga durinha e definida?

Se der ouvidos a todos aqueles vendedores de produtos de ginástica que aparecem nos comerciais, o modo mais rápido de queimar as gordurinhas da cintura é bufar e suar em um aparelho de fazer abdominais. Essa ideia tem a ver com a crença generalizada de que é possível emagrecer partes específicas do corpo — redução de gordura localizada — por meio de certos exercícios.

Muitas pessoas acreditam nisso: os norte-americanos gastam mais de cem milhões de dólares por ano em aparelhos abdominais.

A verdade, entretanto, é que, a não ser por meio de lipoaspiração, é impossível emagrecer de maneira localizada. Quando ganhamos peso, acumulamos gordura em certas partes do corpo antes que ela se espalhe para outras regiões, e o destino dessa gordura é determinado pelo sexo e pela genética. As mulheres, em geral, ganham peso primeiramente na região dos quadris e das coxas, enquanto os homens acumulam gordura mais provavelmente na região abdominal, o que produz os pneuzinhos.

O que se sabe é que quando perdemos alguns quilinhos, a gordura acumulada nessas regiões é normalmente a última a ir embora.

Também é útil lembrarmos que a maioria dos exercícios abdominais fortalece os músculos, mas tem pouco impacto sobre os depósitos adiposos que ficam por cima deles. Assim como fazer levantamentos laterais com a perna não irá cortar a gordura dos quadris, limitar-se a fazer abdominais não irá queimar a gordura em volta da cintura. Um bom programa de exercícios para uma barriga tanquinho não pode se restringir aos abdominais. O melhor é combinar a alimentação balanceada e uma série de exercícios cardiovasculares — que reduzirão a gordura corporal como um todo — com os abdominais de praxe incluídos.

O que dizer, portanto, de todos aqueles aparelhos caros que vemos anunciados na televisão? Os norte-americanos podem estar gastando milhões neles, mas um estudo de 2004, realizado por uma equipe de pesquisadores da Universidade do Estado do Kansas, descobriu que, provavelmente, não estão tendo o resultado esperado. Nessa experiência, um grupo de 23 estudantes universitários de ambos os sexos fez exercícios com diversos aparelhos — incluindo os famosos aparelhos de abdominais — enquanto eletrodos mediam os estímulos aplicados diretamente na musculatura abdominal. Os eletrodos mostraram que, em média, os produtos não geravam uma atividade muscular mais intensa do que os abdominais tradicionais.

Aliás, dois dos aparelhos, o que "desliza" e um tipo de bola suíça chamada "FitBall", produziam mais atividade nos flexores do quadril do que no estômago, algo que os pesquisadores chamaram, sombriamente, de "efeito indesejável de exercícios abdominais". Flexões abdominais simples — e gratuitas — produzem ótimos resultados, depois de alguns minutos de perseverança, é claro.

FAZER EXERCÍCIOS DE ESTÔMAGO VAZIO QUEIMA MAIS GORDURA?

Para a maioria das pessoas que fazem exercícios de manhã, não há como escapar: comer e ir correr? Ou correr e comer mais tarde?

Os *personal trainers* lhe dirão que comer antes de atividades físicas garante o combustível para um exercício adequado. Mas uma crença comum é que exercitar-se com o estômago vazio obriga o corpo a utilizar suas reservas, queimando calorias armazenadas sob a forma de gordura e propiciando uma malhação mais eficiente. Sempre ouvi falar que fazer exercício de estômago vazio é a maneira mais rápida de ter um corpo esbelto, uma forma de se livrar de todas as calorias que se acumulam em volta da cintura.

Quem está certo?

De acordo com os pesquisadores, a resposta não é simples. Um estudo de 1995 que examinou essa afirmação de forma direta informou que as pessoas realmente queimavam mais calorias advindas da gordura nos dias em que se exercitaram de estômago vazio. A diferença, porém, foi insignificante e outros estudos mostraram que, a longo prazo, queima-se menos calorias. Por quê? As sessões de exercícios acabam sendo mais curtas.

Parece que não conseguimos ir muito longe de estômago vazio. Outro estudo, publicado na revista *Medicine & Science in Sports & Exercise*, fez um grupo de pessoas montar numa bicicleta ergométrica durante duas manhãs: um dia após um pequeno café da manhã e o outro em jejum completo. Os pesquisadores descobriram que quando não comiam nada, as pessoas se cansavam mais rápido e paravam de se exercitar trinta minutos mais cedo. Como poucas sessões de exercícios duram mais que 45 minutos, essa meia hora fazia uma enorme diferença.

Um especialista com quem conversei, o dr. David Prince, professor-assistente do Albert Einstein College of Medicine de Nova York, disse que quando fazemos exercício de estômago vazio, nosso corpo queima antes de tudo os carboidratos acumulados, seguidos pelas proteínas, antes de finalmente queimar gorduras. Enquanto isso, "a glicose no sangue cai", explica o médico, "provocando uma fome avassaladora que faz com que a maioria das pessoas coma mais do que o normal".

A recomendação do dr. Prince? Encontrar o equilíbrio: coma uma fruta, como uma maçã, o suficiente para lhe dar a energia necessária para um exercício mais intenso.

GANHAMOS MAIS PESO QUANDO COMEMOS TARDE DA NOITE?

Deve haver algo de mágico com as oito horas da noite.

A maioria das pessoas conhece gente que adere a uma dieta rigorosa e não tocam em nenhum tipo de alimento algumas horas antes de ir para a cama, pensando que toda caloria ingerida à noite irá acabar tendo seu valor multiplicado. Elas normalmente citam o "fato" de que o metabolismo das pessoas se reduz significativamente durante a noite, ou que ninguém queima calorias de madrugada (a não ser, é claro, os sonâmbulos).

Porém, na realidade, uma caloria ao meio-dia não é diferente de uma caloria à meia-noite.

O motivo pelo qual esse mito é tão disseminado pode ter algo a ver com uma percepção distorcida. Muitas pessoas que comem à noite fazem isso depois de terem passado o dia inteiro se alimentando mal, o que as deixa com um apetite voraz no final do dia. Quando finalmente vão comer, o mais provável é que peguem a primeira coisa à vista, que — surpresa! — provavelmente será algo rápido e simples como, digamos, batatas fritas ou algum *fast food*.

Também há quem coma refeições completas durante o dia e decida comer novamente à noite, acumulando calorias extras.

As pessoas que perdem peso ou mantêm seu peso têm menos probabilidade de comer muito à noite normalmente porque conseguem as calorias de que precisam durante o dia. Por isso, tarde da noite, ou não sentem vontade de comer nada ou simplesmente controlam esse desejo. Seja qual for o caso, o que importa é que estão se mantendo dentro da sua faixa calórica.

Poucos estudos de fato tentaram isso nos seres humanos, em grande parte porque isso seria inacreditavelmente trabalhoso. Exigiria o acompanhamento cuidadoso de pessoas que concordassem em mudar radicalmente seus hábitos alimentares ao mesmo tempo que adotariam uma alimentação e um programa de exercícios cuidadosamente monitorados durante semanas, para não falar no estudo minucioso de cada caloria individualmente consumida. (Registros de alimentação e exercícios feitos pelo próprio indivíduo testado nem sempre são precisos, sobretudo quando se trata daqueles lanchinhos que induzem o sentimento de culpa, e as refeições caseiras preparadas de acordo com uma contagem de calorias, como muita gente que faz dieta sabe, podem ser uma tarefa extenuante).

Porém, diversos estudos feitos em animais, incluindo um realizado na Oregon Health and Science University, em 2003, examinaram a questão e mostraram que as calorias ingeridas à noite não engordam mais do que as consumidas durante o dia. Os pesquisadores monitoraram grupos de macacos que receberam quantidades exatas de alimento em diversas horas do dia. Os que comiam mais à noite não ganhavam peso desde que a quantidade de calorias diárias ingeridas não fosse muito maior do que as calorias queimadas. Nas palavras de Arlene Spark, professora-assistente de nutrição do Hunter College de Nova York: "No final do dia, as calorias que você ingere devem ser iguais às calorias que você gasta."

Uma nota curiosa: uma pequena porcentagem da população — cerca de 2% — de fato sofre de uma doença que faz com que comam vorazmente à noite, acordem sem apetite e tenham frequentes crises de insônia. Pessoas com esse mal, a síndrome da alimentação noturna, ingerem a maior parte de suas calorias à noite, o que às vezes faz com que acordem diversas vezes para empanturrar-se de alimentos altamente calóricos (o alimento preferido dessas pessoas, segundo pesquisas, é creme de amendoim). Pouco mais de 50% das pessoas que sofrem da síndrome são realmente obesas (as demais são magras ou apresentam ligeiro sobrepeso). Não existe cura, mas antidepressivos podem amenizar os sintomas.

A MAIORIA DAS PESSOAS GANHA DOIS QUILINHOS EXTRAS NOS FERIADOS?

Tudo começa com os chocolates na páscoa, que duram semanas. Então, vem os doces que as crianças recolhem no dia de São Cosme e São Damião, e, finalmente, mais bebidas e comidas no final de dezembro.

Com toda a família por perto e a cozinha cheia, exercer o autocontrole durante as festas de final de ano é tão provável quanto flagrar o Papai Noel descendo pela chaminé.

Quanto peso ganhamos nessa época? Dois quilos, cinco quilos — dez quilos?

Longe disso. A despeito de tudo que ouvimos, e do que os espelhos do banheiro podem nos fazer crer, a maioria das pessoas ganha menos de dois quilos no Natal. O verdadeiro problema é que o peso que ganhamos veio para ficar. Por isso, os quilinhos a mais desses feriados, por poucos que sejam, acabam pesando.

De acordo com a maioria dos estudos sobre o tema, a pessoa média ganha de meio a um quilo entre o Natal e o ano-novo. Um dos estudos mais completos, publicado no *New England Journal of Medicine* em 2000, acompanhou um grupo diversificado de cerca de duzentos adultos, com um número praticamente equivalente de homens e mulheres. Os pesquisadores descobriram que desde o início de outubro até o final de fevereiro, os participantes ganharam uma média de 476 gramas, e 75% disso entre o feriado americano de ação de graças e o ano-novo. As pessoas que conseguiram fazer o máximo de exercícios ou atividades leves tiveram o menor ganho de peso, e quem já tinha sobrepeso acabou ganhando mais. Mas somente 10% ganharam mais do que 2,2 quilos.

Sei o que vocês estão pensando. Quinhentos gramas não parece muito. Mas quando consideramos que durante toda a vida a pessoa média ganha de 500 gramas a um quilo por ano, esses quinhentos gramas adquirem um peso diferente. Aliás, parece que os quinhentos gramas do feriado *são* os quinhentos gramas por ano que a pessoa média ganha. E a uma taxa de quinhentos gramas por ano, em duas décadas a pessoa estará com quase dez quilos a mais.

No entanto, você pode evitar o efeito feriado sem romper de todo com as tradições. Algumas das calorias mais abundantes e mais comumente ignoradas podem ser encontradas no trabalho, onde as pessoas partilham quitutes e distribuem os doces e guloseimas que sobraram. Lá, ninguém vai saber se você comeu aquele panetone — ao contrário da tia Sally, ninguém vai estar do outro lado da mesa observando — e é possível evitar a armadilha do vidro de doces. Outra forma de manter esses quilinhos num nível aceitável é limitar a comilança nas reuniões de família. Tudo bem repetir o prato, mas comer três vezes já é demais.

A DIETA IOIÔ É PREJUDICIAL À SAÚDE OU DEIXA O METABOLISMO MAIS LENTO?

Em se tratando da dieta ioiô, só existe uma coisa na qual os cientistas concordam: ela é extremamente comum.

Pesquisas descobriram que centenas de milhares, senão milhões, de pessoas já passaram por alguma dessas dietas em algum momento da vida. A maioria dos que se submeteram a dietas ioiô é de mulheres, embora muitos homens também atravessem o "ciclo da perda de peso", alguns até profissionalmente, como atletas e atores (lembre-se de Tom Hanks em *À Espera de um Milagre* e em *Náufrago*).

O debate a respeito do fato de essas dietas deixarem o metabolismo mais lento ou os possíveis danos que podem causar à saúde entra e sai de moda há anos. Os especialistas que advertem contra esse tipo de prática afirmam que a perda e recuperação rápidas de peso podem cobrar do corpo um preço terrível. Outros argumentam que é melhor perder peso de qualquer forma que se possa, sempre que se possa, uma vez que há inúmeros riscos em se permanecer acima do peso, como doenças cardíacas, diabetes e problemas respiratórios.

A verdade, entretanto, não é assim tão simples.

A ideia de que o efeito ioiô deve ser evitado começou a ganhar terreno em 1986, quando um estudo comprovou que ratos que ficaram sem ração recuperavam rapidamente o peso que perderam assim que podiam voltar a comer, mesmo quando ingeriram menos calorias. Os ratos, após diversos períodos de privação de alimento, estavam queimando calorias com menos eficiência, e pareceu que poderia se verificar o mesmo efeito em praticantes crônicos de dietas.

Porém, anos de pesquisa e pelo menos meia dúzia de estudos provaram que essa conclusão apressada estava equivocada. Um estudo publicado no *American Journal of Clinical Nutrition,* em 1992, examinou cinquenta mulheres acima do peso que tinham feito dietas com frequência e não encontraram o menor indício de que tinham metabolismo mais lento ou apresentaram uma taxa de perda de peso menor com o passar do tempo. No entanto, como Cathy Nonas, especialista em obesidade do North General Hospital, de Nova York, explicou, a ideia do metabolismo lento nunca vai desaparecer. "Nós já a derrubamos muitas vezes, mas ela sempre volta."

Agora, se o efeito ioiô pode prejudicar nossa saúde, isso é outra história. Embora perder peso seja melhor do que permanecer acima do peso, há indícios de que perder peso rápido demais pode causar problemas a longo prazo. Num estudo publicado no *Journal of the American Dietetic Association,* uma equipe de pesquisadores examinou 114 mulheres acima do peso, dois terços das quais haviam perdido mais de 4,5 quilos fazendo dietas nos últimos doze anos. Aquelas que tinham sofrido mais o efeito ioiô, conforme se constatou, tinham os menores níveis de leucócitos naturais — as células que participam da defesa imunológica contra vírus e ajudam a combater o câncer — e até mesmo aquelas que só tinham passado pelo efeito ioiô duas vezes apresentavam essa diminuição. Também há evidências de que o efeito ioiô diminuiu os níveis do colesterol bom (HDL) e pode aumentar a pressão arterial. Ainda não se sabe muito bem o que causa esses efeitos.

Se você planeja perder peso, não há dúvida de que é melhor fazê-lo de forma gradual e permanente, com mais exercícios e menos calorias. Seu metabolismo permanecerá o mesmo.

O CHÁ VERDE AJUDA A PERDER PESO?

No ano de 1196, o sacerdote zen japonês Eisai escreveu o *Kissa Yojoki*, ou Livro do Chá, explicando os variadíssimos benefícios que o chá verde poderia trazer à saúde — havia de tudo, desde um alívio para a indigestão, passando pela remoção de manchas até benefícios para o funcionamento do cérebro.

Quase mil anos mais tarde, as pessoas continuam tentando provar que uma xícara de chá verde tem poderes medicinais. E numa cultura onde há Jenny Craig,[3] dietas da moda e lipoaspiração, nada relacionado ao chá verde despertou tanto interesse — e tantas drogas de uso liberado — quanto a afirmação de que ele é um poderoso agente contra a gordura.

No entanto, quando examinamos os fatos, e muitos outros atributos do chá verde em relação à saúde, não temos mais tanta certeza de sua eficácia. Não existe uma pesquisa sólida que demonstre que o consumo do chá verde pode auxiliar a perda de peso.

A origem dessa afirmação é o fato de que uma xícara de chá verde contém altas doses de catequinas, composto com propriedades antioxidantes que supostamente aceleraria o metabolismo. Acredita-se que as catequinas também aumentem a termogênese, o processo pelo qual nosso corpo queima suas fontes de energia, como a gordura. Mas se há alguma diferença, ela é pequena

---

[3]Jenny Craig — norte-americana criadora de um bem-sucedido programa para perda de peso. *(N. do R.)*

demais para ser observada. Um pequeno estudo demonstrou que tomar chá verde regularmente pode elevar o gasto de energia num período de vinte 24h em 4%, nível considerado insignificante demais para produzir uma perda de peso mensurável. Outro estudo, realizado na Holanda, obteve resultados ainda menos impressionantes. Os pesquisadores descobriram que as pessoas que faziam dieta e depois tomavam chá verde para manter a forma eram tão bem-sucedidas quanto aquelas que receberam um placebo.

As notícias, porém, não são de todo ruins. Se você estiver disposto a tomar uma overdose de chá verde, pode haver alguns benefícios na área de perda de peso. Um estudo realizado em 2006 estudou dois grupos de homens que durante três meses fizeram dieta e tomaram chá regularmente. Aqueles que tomaram chá verde em vez de outro tipo de chá chinês perderam, em média, 900 gramas a mais. A única dificuldade: os homens consumiram todos os dias um extrato especial de chá verde que continha 690 miligramas de catequinas. Isso é cerca de vinte vezes a quantidade encontrada numa xícara de chá verde convencional.

Em outras palavras, tomar extrato de chá verde e seguir uma dieta rigorosa pode ajudar a perder peso. Mas não espere que uma ou duas xícaras por dia façam diferença.

O AIPO REALMENTE TEM CALORIAS NEGATIVAS?

Só numa época em que as pessoas gastam centenas de milhões de dólares por ano em aparelhos para emagrecer e quando distúrbios alimentares às vezes parecem estar na moda, alguém poderia imaginar o conceito de calorias negativas.

Durante anos, dietas e livros sobre emagrecimento têm dito que existem alimentos que queimam calorias em vez de acumulá-las. A ideia é que os alimentos possuem tão poucas calorias que o ato de mastigá-los queima mais energia do que aquela que é absorvida, resultando num déficit calórico, e, no final das contas, na perda de peso.

Entretanto, isso não é possível. Trata-se de um conceito que tem algo de verdadeiro, mas, quando o examinamos mais detidamente, não é bem o que parece.

No topo da lista dos alimentos que supostamente têm calorias negativas estão verduras e legumes como o repolho, a alface, o pepino e, o mais famoso, o aipo. O aipo contém de oito a dez calorias por talo e 95% dele é composto por água. A mastigação da maioria dos alimentos normalmente queima cerca de cinco calorias por hora. A digestão pode exigir um pouco mais — especialmente no caso do aipo, já que ele é feito basicamente de celulose, um tipo de fibra que não é aproveitada pelos seres humanos, que não possuem as enzimas capazes de quebrá-la.

Portanto, matematicamente, é possível que ingerir aipo ao longo do dia, possa causar um ligeiro déficit calórico, embora a diferença seja excessivamente pequena para causar um impacto real a não ser que o aipo estivesse substituindo outros alimentos altamente calóricos ou ricos em gordura. Outro problema é que o aipo não tem apenas poucas calorias, ele também tem poucas vitaminas e minerais.

Se você passar a consumir aipo em vez de biscoitos e pretzels, e esses forem os alimentos que estavam contribuindo mais para números cada vez maiores na balança, então provavelmente vai perder peso. Mas, sendo realista, você não vai perder peso se roer aipo umas duas vezes por dia se estiver fazendo exercícios e comendo razoavelmente.

Ao longo dos anos, os leitores têm escrito para o *New York Times* para propor "regras" inteligentes para contar calorias negativas.

John Doherty, da cidade de Nova York, anunciou a perspicaz teoria de sua mãe: "Vendo a família trabalhando arduamente com uma série de utensílios para extrair nacos de carne da casca dos caranguejos, ela aventou a hipótese de que estávamos consumindo mais energia para retirar a carne do que a energia contida na carne em si. Sendo assim, toda teoria sobre calorias negativas também deve levar em conta as calorias utilizadas para obter o alimento."

Leonard J. Kelly, também da cidade de Nova York, propôs uma regra que atua a favor de quem consome cerveja: "Já foi dito que se bebermos a cerveja bem gelada, ela passará a ter calorias negativas. Quem defende essa teoria diz que a energia necessária para fazer a cerveja atingir a temperatura do corpo é maior do que o conteúdo calórico da cerveja em si." Lisa G. Westheimer, novamente da cidade de Nova York, propõe: "Quando achar que está exagerando no consumo de alimentos altamente calóricos, coma-os ainda mais. O corpo só consegue contabilizar as calorias até um determinado patamar. Sendo assim, tudo que comermos acima da quantidade que o corpo é capaz de contabilizar não terá calorias (...). No caso de panquecas, o corpo só é capaz de reconhecer as primeiras seis. Tudo que vier depois disso é molho (ou calda, se você quiser ser mais preciso)."

E Stephen H. Kaufman, de Atlanta, concebeu um estratagema ao qual é difícil resistir: "O alimento que não comemos — numa festa, recepção, coquetel, etc. — é subtraído do total que ingerimos. Por exemplo, alguém leva bolo de chocolate com cobertura para o escritório no dia do aniversário de um colega. Você não come. Essas quatrocentas calorias, ou algo em torno disso, mais todo o colesterol e a gordura, vão para uma fila de crédito na sua conta de gordura.

Tudo mais que você comer naquele dia, já começa sendo contabilizado com menos quatrocentas calorias".

Todas essas ideias parecem ter a mesma relevância científica do aipo e suas calorias negativas.

4
COMER, BEBER, SER FELIZ
O lado azedo do que (não) comer

Se as pessoas realmente são o que comem, então os norte-americanos são doces, gordos, basicamente bolas de carne com recheio macio e cremoso. Em outras palavras, o velho ditado é definitivamente verdadeiro.

Os norte-americanos comem mais per capita do que qualquer outro país em todo o mundo e estudos mostram que um terço das calorias que eles consomem vêm dos biscoitos, doces, refrigerantes, fast-food e outros tipos de junk food. Infelizmente, o resto do mundo parece estar seguindo cada vez mais esse mau exemplo.

Em se tratando de alimentação, a maioria das pessoas é forçada a conciliar. Somos impelidos para uma direção por nosso desejo de ter boa aparência e nos sentir bem, e impelidos para outra por nosso desejo de comer o que agrada aos olhos e ao paladar. E além da nossa obsessão com a comida e sua capacidade de excitar nossas papilas gustativas e satisfazer nosso paladar, existe também o fascínio pela sua capacidade de curar, fazer adoecer e nos hipnotizar.

Não admira que existam tantas lendas e boatos em torno dos alimentos, influenciando quase todas as nossas decisões alimentares, o que acontece praticamente o tempo inteiro, todos os dias. Vejam, como exemplo, meu dia típico:

Segunda-feira, 8h30min. Bom dia, flor do dia. Acordo, pulo da cama, escovo os dentes, tomo um banho rápido. Verifico se meu chefe não telefonou para falar de alguma matéria urgente no jornal. OK, está na hora de comer alguma coisa. Afinal, o café da manhã é a refeição mais importante do dia, certo — ou não? Talvez a mamãe estivesse errada, e aquele texto que vinha na embalagem do cereal também.

9h. Não tenho tempo para o café da manhã mesmo — já estou com um pé para fora da porta. Mas, definitivamente, preciso dar uma acordada. Isso, um chá. Chá verde. Dizem que é o melhor: cura câncer, preserva a saúde. Ou pelo menos foi o que li.

9h30min. Na minha mesa, pronto para cair no sono. O chá não está funcionando. Pular o café da manhã não foi boa ideia. Deve ser por isso que minha energia está lá embaixo. Hora de renovar e tomar um café. E uma baguete: de semente de papoula, que eu adoro, apesar de a semente da papoula ser capaz de nos comprometer num teste antidrogas. Isso não é nada bom.

13h. Almoço. Estou faminto. O refeitório está servindo atum. Perfeito: peixe é bom para o cérebro. Pelo menos, é o que dizem. Melhor pegar uma salada também — cenoura faz bem para os olhos. E Deus sabe que meus olhos estão precisando. Quase dei de cara com uma porta há poucos minutos.

15h. Bocejo. Estupor pós-almoço. Preciso de uma sacudida: mais cafeína. Esse artigo em que estou trabalhando não vai, repito, não vai se escrever sozinho. Um refrigerante parece ótima ideia, melhor tomar um dietético — sem açúcar, sem calorias, com muita cafeína. *Perfeito!* Mas, pensando bem, os refrigerantes diet tem um monte de adoçante artificial. Ouvi dizer que isso vai acabar nos matando.

Hmm...

15h03min. Fiquei pensando no assunto por dois minutos. Decidi tomar o refrigerante mesmo assim.

18h. Jantar adiantado. Melhor comer algo rápido. Prometi a alguns amigos que tomaríamos alguma coisa depois do trabalho. E não posso beber de estômago vazio — não com essa galera. Preciso de algo pesado, mas que seja rápido. Galinha. Aquele quiosque novo no fim da rua tem *fajitas* deliciosas. Mas o que foi que eu li outro dia sobre carne grelhada provocar câncer?

19h30min. Vou até o bar, meia hora atrasado. Meu amigo Garren pega no meu pé, embora Dave não demonstre ter ligado. Bem, não se pode agradar a todos. E o jogo, vocês viram?

19h35min. O garçom se aproxima: hora da decisão. É noite de cerveja ou de vodca com refrigerante? Não posso beber os dois: misturar bebidas faz mal. Melhor deixar minhas opções em aberto e começar com um destilado — cerveja antes de destilados, não tem coisa pior, certo? Garren discorda, é claro. Esse camarada é mesmo do contra. Dave discorda de nós dois: não faz a menor diferença, ele diz.

Todos ficamos confusos.

21h. Meu estômago está me matando. Deve ter sido o atum. A culpa é minha porque quebrei minha regra de nunca confiar na comida do refeitório. O álcool não cura a intoxicação alimentar?

Obrigado, vodca, por matar a salmonela, o *E. coli* e todos esses micróbios malditos.

Sei que li a respeito em algum estudo, em algum lugar. Foi naquela revista, que se chama... hummm... Ah, não lembro. A sensação que tenho é de que não consigo me lembrar de mais nada agora — deve ser por causa dos neurônios que perdi. Obrigado por isso também, vodca.

23h. Me jogo na cama. Não tenho a menor condição de tomar banho. Preciso de lembrar: escovar os dentes duas vezes amanhã de manhã e passar longe do atum!

O CAFÉ DA MANHÃ É REALMENTE A REFEIÇÃO MAIS IMPORTANTE DO DIA?

Numa cultura de viciados em trabalho onde as pessoas nunca se desligam do relógio, conectadas o tempo inteiro a seus BlackBerrys, celulares e laptops, talvez não surpreenda que até mesmo o café da manhã tenha se tornado uma tarefa que toma um tempo excessivo. A maioria das pessoas parece se contentar em engolir apenas uma xícara de café quando já estão correndo, ignorando a distante e terna voz interior que pede que vão se sentar para comer uma refeição de verdade.

A ideia de que o café da manhã é a refeição mais importante do dia soa mais como um bordão de marketing das megaempresas de cereais do que como um fato científico. No entanto, parece que as mães de um modo geral estavam certas.

As pessoas que tomam um café da manhã todas as manhãs — que normalmente consiste em fibras e uma fonte de proteína, como ovos, carne ou soja — aparecem em estudo após estudo com mais saúde do que aquelas que não cultivam esse hábito. Os benefícios mais imediatos do café da manhã são um nível mais elevado de energia e uma maior capacidade de concentração ao longo do dia (o que é especialmente válido para crianças em idade escolar, segundo os estudos). Também fica claro que um bom café da manhã pode ajudar a afastar doenças.

Num estudo realizado pela Harvard Medical School, os pesquisadores acompanharam milhares de americanos e descobriram que quem tomava café da manhã todos os dias apresentava muito menos propensão à obesidade do que aqueles que não o faziam. Repetimos que parte da explicação para este fenômeno está no fato de que as pessoas que fazem refeições demasiado frugais pela manhã — seja por falta de tempo ou na esperança de perder peso — tendem a compensar comendo de forma excessiva posteriormente, o que muitas vezes inclui junk food. Não é surpresa, portanto, que as pessoas que deixam de tomar café da manhã regularmente acabem com uma dieta precária, e também apresentem o dobro de propensão a desenvolver a síndrome de resistência à insulina, um distúrbio metabólico que pode levar à diabetes e a doenças coronarianas.

Para muitas pessoas, o café da manhã também é sua maior fonte de alimentos integrais, que são associados a uma saúde melhor e maior longevidade. Cereais integrais são os principais ingredientes de alguns pães e cereais em flocos e são ricos em antioxidantes, minerais e fibras. Um estudo que acompanhou trinta e quatro mil mulheres do estado americano de Iowa durante mais de uma década descobriu que aquelas que ingeriam pelo menos uma porção de alimentos integrais diariamente — em geral durante o café da manhã — reduziram sua taxa de mortalidade de quaisquer causas, durante o período de duração do estudo, em cerca de 25%.

Parece que os quinze minutos que você ganha todos os dias ao pular o café da manhã pode cobrar seu preço mais tarde.

PEIXE FAZ BEM PARA O CÉREBRO?

Em se tratando de outro conselho alimentar que muitos de nós crescemos ouvindo, a velha sabedoria prevalece: peixe faz bem para o cérebro. Uma teoria evolutiva chega a dizer que os seres humanos evoluíram em regiões costeiras porque certos nutrientes dos peixes, em especial os ácidos graxos conhecidos como ômega-3, eram necessários para o desenvolvimento do cérebro.

Durante anos, o peixe foi uma das fontes primárias de proteína animal nas dietas norte-americanas. Mas, ultimamente, começou a perder espaço para a carne vermelha e de frango, um declínio lamentável devido, em grande parte, a receios quanto à contaminação por PCB[4] e mercúrio. As pessoas ingerem hoje em dia uma quantidade anual de peixe três vezes menor do que há vinte anos. Embora realmente devamos nos preocupar com a contaminação, estudos mostram que ainda é possível colher os benefícios cerebrais do peixe sem correr esse risco, comendo-o apenas duas vezes por semana e escolhendo com cuidado a espécie certa.

De longe, os maiores benefícios dos peixes são encontrados em sua gordura. Para que sobrevivam na água fria, a gordura tem de estar na forma líquida, e a gordura líquida é poli-insaturada. Mas, ao contrário dos óleos poli-insaturados de alimentos como o milho e a soja, o óleo dos peixes contém grandes quantidades de ácidos graxos chamados ômega-3 — EPA e DHA — que são bons para o coração, os vasos sanguíneos e essenciais para o desenvolvimento normal do cérebro. Esses ácidos graxos já se mostraram eficazes para baixar a pressão, bloquear substâncias que causam inflamações, reduzir a

---

[4]Bifenilos policlorados são compostos orgânicos que podem se acumular e produzir efeitos nocivos nos ecossistemas. *(N. do R.)*

formação de coágulos sanguíneos e evitar danos cardiovasculares causados por triglicerídeos. Essa gordura todo mundo deve querer.

Alguns dos benefícios da ingestão de peixe também podem advir do fato de que ele pode substituir a carne vermelha. Existem indícios contundentes de que uma dieta rica em peixe é capaz de manter a mente ágil, protegendo-a contra a doença de Alzheimer e outros males do envelhecimento. Um estudo publicado na *Archives of Neurology* descobriu que idosos que comiam peixe pelo menos uma vez por semana se saíam melhor em testes de memória e acuidade mental do que outros que não faziam isso. Esse grupo também demonstrou declínio anual 10% menor das faculdades mentais, e aqueles que comiam o dobro da quantidade de peixe mostraram um declínio anual 13% mais lento durante os seis anos em que durou o estudo.

O peixe faz bem para o cérebro em todos os estágios da vida. Outro estudo, conduzido em Harvard, investigou 135 mães e seus bebês, constatando que quanto mais peixe elas comiam durante o segundo trimestre de gravidez, melhor os filhos se saíam em testes cognitivos aos seis meses de idade.

Mesmo assim, como as mulheres grávidas e as mães que amamentam são mais vulneráveis aos efeitos das substâncias tóxicas encontradas nos peixes, é melhor que elas se alimentem de atum light em lata ou salmão, e fiquem longe de peixes com altos índices de mercúrio. Isso vale para os demais adultos também. Os peixes que apresentam maior probabilidade de ser contaminados são as grandes espécies de águas profundas, que estão mais próximas do topo da cadeia alimentar, como os tubarões, o peixe-espada, a cavala e o peixe-batata.

Para as pessoas que não gostam de peixe ou preferem ter os benefícios sem correr risco algum, existem inúmeros suplementos que causam os mesmos efeitos. A maioria dos suplementos com ômega-3 têm aproximadamente a mesma qualidade e pureza, por isso é melhor escolhê-los com base no preço. Os mais baratos são normalmente tão bons quanto os mais caros.

Entretanto, para quem prefere ficar com a opção mais natural, existem diversos tipos de peixe, da anchova à tilápia, que são ricos em nutrientes e apresentam baixa contaminação. As melhores e as piores opções, com base nesses dois critérios tal como interpretados pelo departamento americano de defesa ambiental, um importante grupo ativista, são:

Os melhores
Abalone
Anchovas
Truta de rio
Bagre
Mariscos
Caranguejo (Sapateira-do-Pacífico, caranguejos-das-neves-do-Pacífico, caranguejo-negro-da-pedra)
Lagostim
Alabote do Pacífico
Arenque
Mahi-mahi
Mexilhões (cultivados)
Ostras (cultivadas)
Peixe-carvão-do-Pacífico
Salmão (rosa/vermelho)
Sardinha
Vieiras (cultivadas)
Camarão
Robalo-muge (cultivado)
Esturjão
Tilápia

Os piores
Atum-do-sul
Caviar (não cultivado)
Robalo chileno
Bacalhau do Atlântico
Garoupa
Alabote-do-Atlântico
Espadim
Tamboris
Olho-de-vidro-laranja
Cantarilho
Salmão-do-Atlântico (cultivado)
Tubarão
Camarões e lagostins (importados)
Luciano
Esturjão selvagem
Espadarte (importado)
Paletas

COMER CENOURA FAZ BEM PARA OS OLHOS?

A maioria das crianças provavelmente nunca ouviu o nome John "Olhos de Gato" Cunningham. Porém muitas, sem dúvida, já sofreram horas de aborrecimento à mesa do jantar devido há algo que ele fez há mais de setenta anos.

Em 1940, Cunningham, um capitão magro e simpático da Real Força Aérea Britânica, tornou-se o primeiro piloto a abater um avião inimigo — o primeiro de muitos — usando uma invenção recente da época, chamada radar.

Naquele tempo, os militares britânicos estavam desesperados para manter sua nova invenção em segredo, por isso, o alto escalão do governo atribuiu a impressionante habilidade que Cunningham demonstrou ao divisar a aeronave inimiga no céu noturno ao fato de o capitão adorar cenouras. Soa ridículo, mas os jornais britânicos logo estavam atribuindo o súbito aumento no número de aviões alemães abatidos ao fato de que todos os pilotos da RAF estavam comendo enormes quantidades de cenoura, o que teria melhorado incrivelmente sua visão noturna.

O segredo do radar acabou vazando. Mas a ideia de que a cenoura melhora a visão permaneceu, e talvez por uma boa razão.

A cenoura é rica em betacaroteno, um dos componentes da vitamina A, que é fundamental para uma visão normal. Não é coincidência que em países onde o arroz faz parte da cesta básica, mas a cenoura e outras fontes dessa vitamina são escassas, haja tantos problemas de visão.

Será que deveríamos esquecer os óculos e simplesmente comer cenouras? Provavelmente não. Estudos mostram que embora a ingestão de vitamina A possa reverter problemas de visão causados por alguma deficiência, ela não irá fortalecer nossa capacidade visual nem diminuir o declínio das faculdades visuais de pessoas saudáveis.

Um estudo realizado por pesquisadores do Hospital Johns Hopkins em 1998, por exemplo, examinou trinta mil mulheres no sul da Ásia com alto risco de deficiência vitamínica. Descobriram que um grupo que recebeu tabletes de vitamina A teve 67% menos casos de cegueira noturna do que o grupo que recebeu o placebo. Mas em 2003, pesquisadores da Universidade de Brigham e do Hospital de Mulheres de Boston descobriram que milhares de homens saudáveis que haviam tomado pílulas de betacaroteno durante doze anos apresentavam o mesmo índice de catarata relacionada com a idade que aqueles que haviam tomado o placebo. A única vantagem foi detectada entre os fumantes, um grupo cujos hábitos já os tornam mais vulneráveis a desenvolver catarata. Os fumantes que participaram desse estudo e tomaram betacaroteno diminuíram o risco de ter catarata em 25%, um valor de arregalar os olhos.

Cunningham, enquanto isso, um condecorado veterano da Segunda Guerra Mundial, morreu como herói na Inglaterra em 2002. Porém a crença infundada que ele ajudou a inspirar sobrevive nas mesas de jantar ao redor do mundo até hoje.

BETERRABA FAZ BEM PARA O FÍGADO?

Ela é conhecida entre os naturebas do mundo inteiro como um poderoso desintoxicante que purifica o sangue. No entanto, a beterraba pode ter conquistado essa reputação por ser extremamente abundante na região do Cáucaso, na Rússia, área onde uma enorme parcela da população atinge os cem anos de idade, apesar da popularidade da vodca. Alguns especialistas acreditam que a dieta rica em beterraba, consumida tanto pura quanto em sopas, pode explicar por que alguns habitantes da região vivem tanto.

Com efeito, estudos realizados em animais atestaram que um pigmento presente na beterraba vermelha chamado betaína pode elevar suavemente os níveis de uma enzima que ajuda a combater o câncer nas células hepáticas, e que esse pigmento também poderia proteger o organismo contra outras doenças, como câncer do cólon. Acredita-se que essas enzimas, especificamente, façam a limpeza de carcinógenos e os expulsem do corpo.

Só há um pequeno problema. Já notou como a beterraba pode fazer sua urina ficar avermelhada? Isso acontece porque muitas pessoas não tem capacidade de digerir o pigmento vermelho. Ele simplesmente passa direto pelo sistema digestivo — com presumivelmente pouco ou nenhum efeito sobre o fígado.

A beterraba também possui muitos antioxidantes que combatem doenças, como o betacaroteno, carotenoides e flavonoides. Porém a maioria das frutas, legumes e verduras também possui.

A beterraba pode fazer bem ao fígado, mas não mais do que uma série de outras coisas gostosas que você pode encontrar nos corredores da fruteira local.

ACOMPANHAR A REFEIÇÃO COM UMA TAÇA DE VINHO PODE EVITAR INTOXICAÇÃO ALIMENTAR?

A essa altura, todo o mundo sabe que um pouco de álcool de vez em quando pode evitar doenças cardíacas e ajudar a deter a demência. No entanto, uma alegação menos comum é a de que o álcool pode ter efeitos mais imediatos sobre a saúde, agindo como uma espécie de antisséptico capaz de proteger contra os males bacterianos que cercam aquela maionese estragada.

Parece mais uma lenda sem fundamento. Entretanto, não deixe de tomar vinho durante as refeições. Isso é verdadeiro, sim.

Indo direto aos fatos, os cientistas estudaram casos de intoxicação alimentar em grandes reuniões sociais, separando cuidadosamente os convidados que passaram mal daqueles que não sentiam nada, e por que motivo. Em 2002, por exemplo, agentes de saúde espanhóis estudaram um surto de salmonela que atingiu as pessoas que tiveram a má sorte de comer uma salada de atum com batatas estragada num grande banquete em Castellon. Mais de cinquenta convidados foram expostos à salmonela, mas nem todos passaram mal.

Ainda que quase todas as pessoas que foram expostas à salmonella e beberam somente bebidas não alcoólicas tenham passado profundamente mal, apenas 78% daquelas que ingeriram comida contaminada, mas também beberam um ou dois copos de bebida alcoólica adoeceram. Além disso, apenas metade daquelas que foram expostas, mas beberam três ou mais copos de bebida alcoólica, passaram mal. Outros estudos espanhóis também constataram que as pessoas que beberam a maior quantidade de álcool em eventos sociais relacionados com surtos graves de salmonela apresentaram os menores níveis de contaminação.

Os poderes medicinais do álcool, ao que parece, são verdadeiros. Quem diria que o velho encrenqueiro Jose Cuervo pudesse vir a ser realmente útil depois da faculdade?

No entanto, se você planeja tomar um copo de destilado junto com aquela refeição suspeita, assegure-se de tomar uma dose reforçada. Há bons indícios de que o drinque precisa ser forte para que o efeito protetor do álcool se manifeste. Estudos de grandes surtos de hepatite do tipo A causados por ingestão de ostras mostram que apenas bebidas com graduação alcoólica de pelo menos 10% surtem algum efeito protetor. Em outras palavras, se você bebe cerveja e vai comer uma salada de atum num casamento, pense em tomar um copo de vinho ou dois em algum momento durante a refeição.

O efeito pode ter algo a ver com a capacidade que o álcool apresenta de estimular a secreção dos sucos gástricos, o que cria um ambiente mortal para os germes e bactérias. O vinho é especialmente poderoso nesse sentido porque a uva também possui conhecidas propriedades antibacterianas. O Chardonnay e outros vinhos brancos parecem ser os mais eficazes, pois são ligeiramente mais ácidos que os tintos, embora qualquer um dos dois tem boas chances de funcionar. Você certamente irá se sentir melhor que o pobre coitado que tiver ficado apenas no refrigerante.

O ÁLCOOL REALMENTE MATA CÉLULAS DO CÉREBRO?

Quando os antigos gregos queriam tranquilizar um convidado durante um jantar assegurando que o vinho não havia sido envenenado, eles brindavam à boa saúde.

Embora o envenenamento do vinho seja uma preocupação bem mais distante nos dias de hoje, o ato de beber continua envolvendo riscos — ressacas homéricas, é claro, é o mais comum.

Entretanto uma coisa com a qual as pessoas que bebem socialmente não precisam se preocupar é com a morte de células cerebrais: pessoas que bebem regularmente e às vezes até com muita frequência não correm o risco de perder neurônios.

A ideia de que o álcool mata células do cérebro existe há décadas. Muitos estudos têm ligado o hábito de consumir álcool em grandes quantidades a déficits mentais, e danos de longo prazo causados por anos de consumo elevado de álcool têm sido bem documentados. O cérebro em desenvolvimento é especialmente vulnerável aos efeitos do álcool, pondo os adolescentes e os órgãos dos fetos em grande risco.

Como o álcool é um poderoso desinfetante, em altas concentrações, ele pode danificar ou matar células humanas. Mas as concentrações de álcool no sangue que deixam uma pessoa bêbada — 0,1% ou mais — estão muito abaixo das concentrações extremamente elevadas letais para as células (os esterilizantes, por exemplo, são normalmente soluções com 100% de álcool). Até mesmo uma pessoa que bebesse sem parar quase que certamente deixaria de respirar (o álcool deprime a função respiratória) muito antes de o nível de álcool em seu sangue chegar sequer perto de 1%.

Esses dados têm sido confirmados por enfoques mais diretos. Em um estudo, o cérebro de pessoas que bebem com frequência e que morreram de causas não relacionadas com o álcool foi comparado com o de abstêmios de mesma idade e histórico: os dois grupos apresentavam basicamente o mesmo número e densidade de neurônios.

Porém, embora possa não matar as células do cérebro em si, o consumo exagerado de álcool pode causar danos a longo prazo. A maior parte deles é causada pelo rompimento dos dendritos, ligados nos neurônios do cerebelo, parte do cérebro encarregada do aprendizado e da coordenação motora. A curto prazo, isso provoca aqueles sinais clássicos de embriaguez com os quais já estamos acostumados: reflexos mais lentos, perda da inibição e fala arrastada. A longo prazo, o álcool reduz permanentemente a comunicação entre os neurônios e altera sua estrutura.

E existe outro risco. Embora o álcool em si não mate diretamente as células cerebrais, beber demais pode levar à outras formas de morte celular. Os alcoólicos tendem a negligenciar sua saúde e dieta, o que os expõe ao risco de desenvolver a síndrome de Wernicke-Korsakoff, distúrbio grave que destrói a memória e tem origem numa deficiência da tiamina.

Um estudo de 1999 comparou o cérebro de alcoólicos que tinham Wernicke-Korsakoff com o cérebro de outros alcoólicos e de abstêmios. Enquanto todos os cérebros com Wernicke-

Korsakoff apresentavam drástica redução da densidade celular no cerebelo, havia pouca diferença entre alcoólicos que não tinham desenvolvido a síndrome e os pesquisados normais, levando a crer que havia sido em grande parte a deficiência de tiamina nos pacientes com Wernicke-Korsakoff que havia matado as células, e não o álcool em si.

AS MULHERES FICAM BÊBADAS MAIS RAPIDAMENTE QUE OS HOMENS?

Até mesmo Dorothy Parker, a escritora e poeta de língua ferina e grande apreciadora de bebidas alcoólicas, que bebia com Ernest Hemingway e tem um martini cujo nome a homenageia, admitia que raramente aguentava mais do que dois martinis — "com três, vou para debaixo da mesa, com quatro vou para debaixo do dono da casa", disse certa vez.

Observações simples levam a crer que Parker não estava sozinha: as mulheres em geral sentem os efeitos do álcool mais rapidamente que os homens. Mas enquanto a maioria das pessoas atribui isso à diferença de tamanho, a explicação científica afirma que tem mais a ver com a composição biológica.

Como o corpo da mulher tem uma porcentagem menor de água, elas atingem uma concentração mais elevada de álcool no sangue depois de uma única bebida em comparação com os homens, mesmo quando têm o mesmo peso e tamanho. Enzimas também exercem um papel. Um estudo que foi um marco, publicado no *New England Journal of Medicine* em 1990, descobriu que, nas mulheres, os níveis de álcool desidrogenase gástrica, um composto que decompõe o álcool, correspondem, em média, quase à metade dos níveis encontrados nos homens. Também se descobriu que a quantidade de álcool metabolizado após sua primeira passagem pelo fígado e o estômago da mulher é cerca de 20% da quantidade metabolizada pelos homens.

As mulheres simplesmente não são tão eficientes na digestão do álcool, independentemente do tamanho que tenham. Comparadas com os homens, uma maior porcentagem de álcool chega à corrente sanguínea e vai direto para o cérebro. Ninguém sabe por que isso acontece. Mas o resultado é que as mulheres que bebem muito desenvolvem cirrose e outras doenças relacionadas com o consumo de álcool antes que aconteça o mesmo aos homens.

O lado positivo? Mulheres que se permitem uma ou duas doses de bebida alcoólica por dia apresentam índices mais baixos de ataques cardíacos, problemas cardiovasculares e doença de Alzheimer do que aquelas que não ingerem nenhum tipo de álcool.

É TÃO RUIM ASSIM BEBER DE ESTÔMAGO VAZIO?

Trata-se de uma regra antiquíssima, que todo o mundo conhece e a maioria das pessoas não respeita: coma sempre alguma coisa antes de beber.

O senso comum acredita que beber de estômago vazio acelera o processo de embriaguez. Mas quanta diferença realmente faz comer antes de encher a cara?

De acordo com inúmeros estudos e diversos especialistas, faz muita diferença. Basicamente, isso tem a ver com a forma como a bebida é metabolizada no estômago e no intestino delgado. Sempre que uma pessoa consome álcool, o corpo começa a quebrá-lo imediatamente, mas uma parte sempre é absorvida diretamente pela corrente sanguínea.

Ter comida no estômago — especialmente proteínas, gorduras e carboidratos densos — atrasa o processo de absorção.

O que acelera esse processo são as misturas gasosas, como refrigerantes (o gás dessas bebidas aumenta a taxa de absorção, motivo pelo qual o champanhe tem efeito rápido), e temperaturas mais altas. Bebidas quentes são absorvidas mais rapidamente do que as frias.

Um estudo de 1994 demonstrou que é verdadeira a ideia por trás do estômago vazio, ao fazer um grupo de dez pessoas consumir algumas bebidas em dois dias distintos. Num dos dias, elas beberam após terem ido dormir em jejum, e, no outro, depois de terem consumido um café da manhã considerável. No dia em que os pesquisados comeram, o ritmo de embriaguez foi mais lento, muito embora a quantidade de álcool não tenha mudado. Os pesquisados também apresentaram uma taxa de álcool no sangue significativamente mais baixa — cerca de 70% daquela que apresentaram no dia em que não tomaram café da manhã.

Em alguns casos, fazer uma refeição antes de beber impede que o nível de álcool no sangue da pessoa fosse além de 0,08% — o limite legal permitido para os motoristas na maioria dos estados norte-americanos. No caso de um homem que pesa 77kg, esse patamar é atingido com o estômago vazio quando são consumidas quatro latinhas de 355ml de cerveja. Para uma mulher que pese 62kg, são necessárias menos de três latinhas. Embora o metabolismo de cada pessoa funcione de um modo diferente, uma vez embriagada, a pessoa média leva pelo menos sete longas horas para retornar a um estado de sobriedade plena.

Uma vez que o álcool tenha entrado no sistema, nada dessas coisas que as pessoas insistem em fazer para sair do estado de embriaguez mais rapidamente — café, chuveiradas de água fria — será capaz de cumprir o prometido. A única coisa que se pode fazer é beber bastante água e deixar a natureza seguir seu curso.

E QUANTO À MISTURA DE DIFERENTES TIPOS DE ÁLCOOL? ISSO PROVOCA MAL-ESTAR?

Álcool em excesso, de qualquer tipo, dificilmente é uma boa ideia, mas há pessoas que dizem que misturar cerveja com destilados, especialmente nessa ordem, também pode fazer mal.

Alguns chegam a conhecer musiquinhas que dizem isso. "Cerveja antes de destilado é mal-estar confirmado", diz uma clássica nas faculdades americanas, e bebedores mais velhos costumam lembrar desta: "Cerveja com uísque, nem vem; uísque com cerveja, tudo bem."

Provavelmente existem centenas de formas de falar sobre essa combinação, e ainda mais teorias sobre a origem da ideia. Uma possibilidade é que tenha algo a ver com o modo como certas bebidas alcoólicas são digeridas. Bebidas gasosas, como a cerveja, o champanhe e os vinhos espumantes, por exemplo, entram na corrente sanguínea mais rapidamente porque irritam a mucosa estomacal. Começar com cerveja e passar para um vinho ou destilado, portanto, teoricamente pode levar mais rapidamente à embriaguez.

Mas, na realidade, isso teria um efeito muito pequeno e praticamente imperceptível. O que mais importa é a quantidade de álcool que uma pessoa consome e se ele está sendo acompanhado de algum alimento, o que retarda a absorção e minimiza o mal-estar.

Há outra explicação para a crença popular que manda evitar cerveja antes de destilados, segundo Carlton K. Erickson, diretor da Addiction Science Research and Education Center da Faculdade de Farmácia da Universidade do Texas. Basicamente, tem a ver com a ordem pela qual as pessoas normalmente consomem suas bebidas.

"A maioria das pessoas não bebe muita cerveja depois de ter bebido um destilado", Erickson ressalta. "O que normalmente acontece é que as pessoas bebem cerveja e em seguida passam, no final da noite, para o destilado, e por isso elas pensam que o destilado fez com que passagem mal", ele continua. "Mas o simples fato de misturar as duas coisas não teve nada a ver com isso."

Talvez esteja na hora de atualizar os ditados. Que tal "Muita birita, ressaca maldita"?

Bem, poesia nunca foi mesmo o meu forte.

COMER SEMENTE DE PAPOULA PROVA FALSO POSITIVO EM EXAMES TOXICOLÓGICOS?

Você pode ter visto essa naquelas intermináveis reprises de *Seinfeld*. Elaine come um ou dois bagels no café da manhã, faz um exame toxicológico para o trabalho e no dia seguinte descobre que deu positivo para ópio.

Porém não é preciso assistir à TV para ter ouvido falar desse medo, que tem origem no fato, bem conhecido, de que algumas das drogas mais viciantes que o homem conhece — a heroína, o ópio e a morfina — e um dos ingredientes culinários mais agradáveis e amplamente utilizados — a semente de papoula — têm a mesma origem. Um exame toxicológico confundir sementes de papoula com uma droga poderosa soa como lenda urbana, mas isso é absolutamente verdadeiro.

Só é preciso comer dois ou três bagels bem salpicados com sementes de papoula para acabar com níveis anormais de morfina circulando no organismo durante horas, o que pode fazer com que alguns testes de rotina deem positivo, e muitos toxicologistas podem citar casos específicos em que isso aconteceu. Um teste subsequente é capaz de afastar a hipótese de heroína, embora não a de outros opiáceos, ao procurar por um metabólito específico, a 6-acetilmorfina, embora alguém que tenha consumido sementes de papoula no café da manhã e seja examinada mais tarde naquele mesmo dia apresente níveis de morfina muito mais baixos do que uma pessoa que, por exemplo, abuse de analgésicos.

Por esse motivo, o governo norte-americano recentemente aumentou a tolerância para opiáceos nos testes laboriais, de trezentos nanogramas por mililitro para dois mil. Com o novo limite, a pessoa teria de consumir algo em torno de doze bagels para ser reprovada no exame.

Um especialista, o dr. Timothy P. Rohrig, do Centro Regional de Ciência Criminal do Kansas, afirmou que o novo exame foi concebido para ser razoável. Se alguém apresenta um resultado muito acima do limite de dois mil nanogramas por mililitro e "tenta explicar o fato dizendo que comeu quinze bagels no almoço, isso soaria absurdo", ele diz. Por outro lado, se uma pessoa é reprovada no teste e afirma estar tomando xarope para tosse com um opiáceo como a codeína para combater uma gripe, pode soar mais verossímil, e pode até fazer jus a um segundo teste...

Tudo isso suscita outra pergunta importante: se é possível obter um resultado positivo para ópio depois de comer duas bagels de semente de papoula, isso significa que a pessoa também pode ficar drogada?

Bem, não conte com isso. Como você está ingerindo as sementes, e não fumando-as, acabará se sentindo entupido antes de começar a sentir algo mais.

AS ESPINHAS SÃO CAUSADAS PELO QUE COMEMOS?

Apesar do que todos os pais dizem há tanto tempo, a maioria de nós hoje sabe que o chocolate e os alimentos gordurosos não provocam acne. Em geral deixamos de acreditar nessas mentiras assim que terminamos o ensino fundamental. No entanto, seria tolice acreditar que o que ingerimos não tem absolutamente nenhum efeito sobre a pele. Dessa forma, o que podemos dizer sobre outros alimentos?

O que os cientistas sabem com segurança é que a acne é fortemente influenciada pela genética e pelas flutuações hormonais, o que explica sua tendência a se manifestar na puberdade, durante a gravidez e na menopausa, quando os hormônios sofrem desequilíbrios. O que leva a meu segundo ponto: ninguém associa o leite e o queijo com problemas de pele, mas, além da gordura e do sal, esses dois alimentos, como todos os derivados do leite, também têm outra substância em profusão: hormônios.

Todos esses pais que têm assustado seus filhos com histórias sobre chocolate e batatas fritas causando pavorosos surtos de espinhas evidentemente nunca pararam para pensar nisso. Mas os cientistas o fizeram (alguns talvez inspirados pela ansiedade e a acne de seus próprios filhos).

Em 2005, cientistas da Universidade de Harvard descobriram esse efeito nos laticínios depois de analisar os hábitos e as dietas de quase cinquenta mil pessoas, examinando especialmente sua alimentação durante o ensino médio. As pessoas que bebiam três ou mais copos de leite por dia, tinham probabilidade 22% maior de ter surtos mais sérios de acne do que seus colegas que bebiam um copo por semana ou menos. O leite desnatado, por algum motivo, tinha o efeito mais intenso. Queijos cremosos e do tipo cottage também apresentaram associação com episódios de acne, enquanto chocolate e alimentos gordurosos não apresentavam essa associação.

Alimentos que contêm iodetos, como mariscos e molho de soja, também parecem exacerbar a acne, e por um bom motivo. Acredita-se que os iodetos contribuam para a inflamação.

Outra coisa que se diz sobre a acne e que não se sustenta diante da investigação? Que ela aumenta no verão e melhora no inverno.

Geralmente, o impacto de cada estação varia de pessoa para pessoa. Mas um estudo no *Journal of Dermatology* de 2002 examinou 452 pessoas com acne e descobriu que 56% diziam sofrer sintomas piores no verão, enquanto apenas 11% tinham mais surtos no inverno.

Faz sentido que os sintomas diminuam no verão, mesmo com o aumento da ingestão de sorvete. A maior exposição à luz, especialmente à ultravioleta, destrói as bactérias causadoras da acne. Um extenso estudo descobriu que o tratamento com luz funciona melhor do que o peróxido de benzoil, um tratamento padrão de fácil acesso e ingrediente comum em produtos como Clearasil e Oxy.

Entretanto, não saia correndo para ficar torrando debaixo do sol segurando um refletor na altura do peito. Em vez de se expor à radiação cancerígena durante horas a fio, você pode procurar um dermatologista e sentar-se diante de uma máquina que emitirá a luz sem a frequência nociva.

CARNE GRELHADA CAUSA CÂNCER?

Não existe nada tão típico dos finais de semana quanto montar a churrasqueira e assar carnes. Mas, nos últimos tempos, as notícias não têm sido muito boas para os chefs de fundo de quintal, dentre os quais eu me incluo.

Na primavera de 2005, oportunamente no início da temporada de churrascos, o Departamento Norte-Americano de Saúde e Serviços Humanos acrescentou discretamente as aminas heterocíclicas — um tipo de composto que se forma na carne vermelha, no frango e no peixe durante os churrascos — à sua lista de carcinógenos. Essa notícia só fez piorar uma situação que já parecia ruim. Pelo menos um outro grupo de substâncias químicas, os hidrocarbonos aromáticos policíclicos, que também se formam na carne que é assada sobre carvão em brasa, já figura na lista daquele departamento desde 1981.

Sentar-se próximo a uma churrasqueira com amigos é uma de minhas atividades favoritas no verão, por isso tirei meu avental de churrasqueiro e pus meu chapéu de repórter para investigar mais a fundo. Não é preciso dizer que todos nós, em algum momento, já comemos alguma coisa e fingimos que um ou dois ingredientes ali presentes simplesmente não existiam. Se não mentíssemos para nós mesmos desse modo de vez em quando, morreríamos de fome.

No entanto, o que ocorre com a carne de churrasco é diferente. Nenhuma das duas substâncias químicas que acabamos de mencionar é agradável. As aminas heterocíclicas são criadas quando a creatinina, um aminoácido encontrado na carne, é quebrada a altas temperaturas. Elas se formam no bife independentemente de o estarmos assando, tostando ou fritando numa frigideira. Não faz diferença se usamos uma grelha com tampa. Os hidrocarbonos aromáticos policíclicos, enquanto isso, são substâncias químicas que contaminam a carne pela fumaça que é produzida pela gordura que pinga sobre o carvão quente. As substâncias químicas penetram na carne quando a fumaça sobe.

Ainda com fome?

A preocupação com esses dois tipos de substâncias surgiram em grande parte a partir de estudos realizados por epidemiólogos. Em 1999, por exemplo, pesquisadores do Instituto Norte-Americano do Câncer fizeram um grande estudo sobre o câncer colorretal e descobriram que as chances de desenvolver a doença estavam estreitamente relacionadas ao consumo de carne vermelha, especialmente quando assadas numa grelha ou bem passada. Outro estudo de 2002 examinou mais de oitocentos norte-americanos e descobriu que os que tinham comido mais carne assada em grelhas ou churrasco pareciam dobrar o risco de desenvolver câncer do pâncreas, mesmo depois de os pesquisadores ajustarem os resultados de acordo com os pesquisadores que eram fumantes, por faixa etária e outros fatores de risco. Estudos realizados na Europa, na Ásia e na América do Sul atestaram a mesma coisa.

Você não precisa jogar fora seu avental e abandonar a ancestral arte da churrascaria. Eis aqui algumas dicas do Instituto Norte-Americano de Pesquisa do Câncer que podem diminuir o risco:

- Como os hidrocarbonos aromáticos policíclicos são criados em parte pelo carvão quente, você pode evitá-los simplesmente usando uma churrasqueira a gás.
- Como esses dois carcinógenos são encontrados na carne preparada a altas temperaturas ou exposta a labaredas, você deve pré-aquecer o alimento no micro-ondas, o que reduz o tempo que ele terá de ficar na grelha.
- Descobriu-se que o ato de marinar possui forte efeito protetor, provavelmente porque o líquido evita a queima. De acordo com o Instituto Norte-Americano de Pesquisa do Câncer, até mesmo marinar por alguns minutos é capaz de reduzir a quantidade de aminas heterocíclicas em até 99%. É melhor usar marinadas bem temperadas ou que contenham alguma substância ácida, como sucos cítricos ou vinagre, e reduzir a quantidade de óleo para evitar que as chamas subam. Você deve usar por volta de uma xícara de marinada para cada quilo de carne. Não é preciso imergir completamente a peça, mas ela deve ser virada de vez em quando (aqueles sacos que têm sistema de selagem própria na boca são uma boa ideia para preparar marinadas). Peixes precisam de cerca de 20 minutos para marinarem, e aves e carne vermelha exigem cerca de 45 minutos.
- Prefira carnes magras e bem limpas, o que fará com que menos gordura pingue nas chamas. Pedaços de frango, camarão, peixe

e peças magras de carne são provavelmente as melhores opções, ao contrário de costelas e linguiças — ambas extremamente gordurosas. Também se recomenda manter os cortes de carne pequenos, para que tenham menos superfície e não precisem ficar muito tempo na grelha.

- Procure manter um borrifador com água por perto para controlar as labaredas. E em vez de pôr a carne diretamente sobre a grelha, cubra a grade com folhas de alumínio perfuradas. Isso não só protege seu alimento da fumaça e das labaredas, como também evita que a gordura pingue sobre a chama e o carvão.
- Evite carnes tostadas ou escurecidas! Essas são as partes mais perigosas. Sempre corte-as e deixe-as de lado no prato.
- Finalmente, abuse dos legumes e temperos vegetais. Você só precisa evitar as substâncias químicas da carne. Vegetais grelhados podem ser consumidos à vontade e sem preocupações.

5
PLANETA TÓXICO
O mundo é perigoso, parte I

Vivemos num mundo assolado por contradições. Somos mais saudáveis, inteligentes, avançados, longevos e temos mais conforto do que nunca. Gastamos fortunas em regulamentações pensadas para nos proteger dos perigos do que produzimos na indústria e na agricultura e, não obstante, o resultado de tudo isso é que também gastamos um tempo exagerado pensando em todas as substâncias nocivas que podem nos ameaçar nas cidades, nas casas, nos remédios, nos brinquedos, nas guloseimas e nas invenções que produzimos para tornar nossa vida limpíssima e sempre adocicada.

Isso, é claro, não significa dizer que os riscos e ameaças com os quais nos preocupamos são reais. Alimentos produzidos em massa realmente nos engordam e nos deixam diabéticos, bactérias e vírus resistentes a drogas de fato nos expõem a doenças pavorosas, e é verdade que muitos poluentes industriais aumentam os casos de câncer. Simplesmente não é possível evitar todos os riscos. Por isso, vez ou outra, podemos acabar vitimados pelos produtos tóxicos construídos pelo próprio homem.

Mas será que estamos nos preocupando demais? Será que nossas obsessões e ansiedades com relação a esses riscos são desproporcionais em relação ao perigo real que eles representam?

A maioria de nós compra sabões antibacterianos caros e faz uso deles religiosamente, mas quantos olham os ingredientes que entram na composição dos odorizadores de ambiente antes de borrifá-los por toda a casa? Há pessoas que se recusam a beber água da torneira, mas dirigem em alta velocidade nas estradas, comem no McDonald's, tostam-se no aparelho de bronzeamento artificial ou contratam um instrutor de paraquedismo — atividades que representam enormes riscos. E quantos fumantes reclamariam da poluição se morassem perto da chaminé de uma fábrica?

Ou seja, por que nos apavoramos com o espinafre contaminado e desodorantes mortais e não com coisas que têm maior probabilidade de nos fazer mal? Segundo psicólogos que estudam a percepção de riscos, tudo isso tem a ver com controle. Quando o risco é assumido de forma voluntária e não imposto sobre nós, tendemos a ficar mais tolerantes. Conforme o dr. George Gray, diretor-executivo do Centro de Harvard para Análise de Riscos, explicou-me certa vez, vejamos o exemplo do furor que irrompeu durante o surto de gripe de 2004, quando agentes de saúde norte-americanos anunciaram a baixa no estoque de vacinas e impuseram restrições sobre quem deveria ser imunizado.

Quase imediatamente, as pessoas começaram a encher os postos de saúde — incluindo muitas que nunca tinham se preocupado em serem vacinadas antes — exigindo as injeções.

"Todos ficaram ensandecidos", Gray me contou.

Um mês depois, entretanto, quando as vacinas se tornaram novamente abundantes, a corrida para a vacinação se reduziu a quase nada. Com efeito, a demanda diminuiu tanto que uma comissão federal de conselheiros rapidamente recomendou que as restrições sobre a imunização fossem suspensas, por temer que dezenas de milhares de doses da vacina tivessem de ser jogadas no lixo.

"Quando acontece de alguém estar controlando se estou ou não em perigo", Gray explicou, "as pessoas reagem de uma forma que pode parecer desproporcional ao risco verdadeiro."

Sendo assim, quais são os riscos oferecidos pelos plásticos, substâncias químicas e todas as outras coisas artificiais que pusemos no mundo?

ÁGUA MINERAL É MAIS LIMPA DO QUE A QUE SAI DA TORNEIRA?

Não é segredo que desconfiamos daquilo que sai de nossas torneiras. Segundo pesquisas, a desconfiança em relação à água da torneira é a principal razão pela qual a venda de água mineral no mundo inteiro aumentou na última década.

Se você vive numa grande cidade e costuma gastar seu dinheiro regularmente com água mineral, pode estar pagando por paz de espírito, nada além disso. A verdade é que um quarto ou mais de todas as marcas de água mineral vendidas nos Estados Unidos e outros países não passa de água filtrada dos reservatórios da prefeitura, incluindo marcas grandes como a Dasani e a Aquafina. Muitas grandes cidades são obrigadas a desinfetar regularmente seus reservatórios de água e fazer testes contra parasitas, mas os fabricantes de água mineral não são. E embora os

Estados Unidos exijam que as empresas de água mineral testem sua água uma vez por mês, os reservatórios de água dos municípios são testados várias vezes por dia.

Essas regulamentações evidentemente fazem diferença. Em 2000, por exemplo, um estudo publicado nos *Archives of Family Medicine* comparou cinquenta e sete amostras de água mineral com a água da bica de Cleveland, Ohio. Ele concluiu que embora 39 amostras de água mineral tenham se mostrado mais limpas que a água da torneira, mais de doze tinham um nível de contaminação por bactérias pelo menos dez vezes maior do que a água distribuída pelo município.

Outro estudo, realizado pelo Conselho de Defesa de Recursos Naturais (NRDC), testou mil garrafas de água vendidas sob a mesma marca. Em 23 casos, pelo menos uma amostra violava os limites do Estado da Califórnia, um dos mais rigorosos dos Estados Unidos, com relação a pelo menos um elemento contaminante, normalmente o arsênico ou uma dentre as muitas substâncias químicas orgânicas cancerígenas fabricadas pelo homem. Dois terços das amostras — mais de mil garrafas foram testadas — foram consideradas "de boa qualidade", embora o outro terço estivesse contaminado. Até mesmo muitas garrafas de marcas famosas foram flagradas com um profundamente desagradável "excesso bacteriano."

Existe uma antiga curiosidade a respeito de uma das marcas de água mineral mais populares da Terra, a Evian. Já notou que quando seu nome é lido ao contrário forma a palavra *naive* ("ingênuo", em inglês)? Mas isso provavelmente não passa de uma coincidência.

Algumas outras descobertas interessantes publicadas no relatório da NRDC: uma marca de água mineral chamada "Spring Water", que tinha a imagem de um lago entre duas montanhas no rótulo, na verdade vinha diretamente de um pátio industrial perto de um perigoso depósito de resíduos tóxicos. Outra marca que se vendia como "água pura dos glaciares, a última fronteira livre da poluição" no Alasca, vinha de um reservatório municipal da cidade.

Devemos observar que, apesar de todos esses dados, as garrafas contaminadas desse estudo representavam um risco "imediato" à saúde muito pequeno. Apenas não devemos partir do princípio de que a água é segura ou pura só porque saiu de uma garrafa.

Como o relatório da NRDC foi publicado em 1999, muitas empresas reduziram os níveis de arsênico e de outras substâncias encontradas em suas embalagens de água mineral, em alguns casos voluntariamente e em outros sob a ameaça de processo por parte de defensores dos interesses ambientais. Mesmo assim, não há razão para acreditar que a água da torneira na maioria dos lugares não seja tão limpa quanto sua versão engarrafada.

E QUANTO AO CLORO NA ÁGUA DA TORNEIRA? É SEGURO?

As empresas que fazem e vendem filtros de água muitas vezes promovem seus produtos dizendo que o cloro às vezes usado para purificar a água que chega pela torneira provoca câncer.

Isso soa como invenção e exagero de marketing para vender mais filtros? Bem, ponha essa na gaveta do que é estranho, mas real: não é exagero.

O cloro que é acrescentado a muitos reservatórios públicos de água, pode de fato produzir um grupo de derivados químicos chamados trialometanos, considerados carcinógenos. A reação que cria esses compostos acontece quando o cloro se mistura com substâncias orgânicas na água, e isso também cria outros dois compostos — o ácido haloacético e uma substância chamada mutágeno X, ou MX — que são menos estudados mas também estão relacionados ao câncer.

Os efeitos dos trialometanos têm sido examinados e debatidos desde 1974, quando se descobriu pela primeira vez que a combinação do cloro com matéria orgânica na água pode produzi-los. Você deve ter ouvido falar de um dos trialometanos mais comuns — o metil tricloro, mais conhecido como clorofórmio.

Nada menos que vinte e quatro estudos científicos conduzidos por pesquisadores no mundo inteiro investigaram se os níveis de trialometanos comumente encontrados na água potável podem de fato causar câncer. Isoladamente, esses estudos, de um modo geral, renderam resultados contraditórios no que diz respeito ao estabelecimento de uma ligação real. Alguns encontraram uma forte relação; outros não encontraram nenhuma.

As descobertas mais confiáveis, entretanto, têm surgido de meta-análises, grandes estudos que reúnem os resultados de muitas pesquisas menores, realizadas anteriormente, para a obtenção de um poder estatístico ampliado. Três dessas meta-análises executadas desde os anos 1980 observaram que o consumo de água potável clorificada por um período de décadas pode aumentar o risco de câncer de bexiga, especialmente nos homens. A maioria constatou que o risco relativo de câncer de bexiga fica entre 1,2 e 1,27, o que significa que as pessoas que bebem água clorificada têm uma chance de 20 a 27% maior de desenvolver a doença do que aquelas que bebem água sem cloro. E isso depois que outros fatores de risco — como faixa etária, raça, status socioeconômico e tabagismo — são excluídos ou separados na avaliação.

Se você está se perguntando por que é o câncer de bexiga, dentre tantos cânceres que existem por aí, o que apresenta a correlação mais forte com o cloro, pense onde os líquidos que bebemos passam a maior parte do tempo uma vez dentro do nosso corpo.

Seja como for, não devemos esquecer que há algumas advertências nessas descobertas. Uma parcela dos estudos analisados foi feita nos anos 1970, antes que os padrões americanos para a quantidade de derivados do cloro permitido na água ficassem mais rigorosos. Inúmeras instituições ligadas à saúde, incluindo a Organização Mundial da Saúde, também declararam sua dúvida sobre alguma possível ligação, dizendo que os indícios são fracos e ressaltando que qualquer risco advindo dos trialometanos e outros derivados do cloro é pequeno comparado com o risco associado ao consumo de água não clorificada.

Este último ponto não deve ser negligenciado. A literatura médica está repleta de exemplos recentes de países que relaxaram seus padrões de clorificação da água e foram imediatamente vitimados por surtos de doenças graves. Quando a clorificação foi suspensa no Peru, por exemplo, houve uma epidemia de cólera com 300 mil casos.

Para os agentes de saúde, tentar proteger os reservatórios públicos de água envolve o delicado equilíbrio entre livrá-los de germes que causam doenças como a cólera e a giárdia e minimizar os riscos da desinfecção.

A maioria dos estudos que examinaram a ligação entre os trialometanos e o câncer não identificou especificamente os níveis que representam risco. Uma das meta-análises que fez isso, realizada em 2004, descobriu que o risco era maior em casos de exposição frequente e de longo prazo à água com níveis de trialometanos que ultrapassavam 50 microgramas por litro. Nos Estados Unidos, o Departamento de Proteção Ambiental estipulou o nível máximo de trialometanos na água da torneira em 80 microgramas por litro, e o nível máximo de ácidos haloacéticos em 60 microgramas por litro.

Felizmente, na maioria das cidades, os níveis ficam bem abaixo disso. Eis aqui, por exemplo, uma amostra dos níveis aproximados do fornecimento de água dentre as maiores cidades dos Estados Unidos, de acordo com seus relatórios anuais de qualidade mais recentes (que podem ser encontrados online).

	Trialometanos (mg/litro)	Ácidos haloacéticos
Cidade de Nova York (2005)	~38	~41
Houston (2005)	~53	~19
San Francisco	35	21
Cleveland	28,1	20,0
Atlanta	44	44
Tallahassee	4,2	1,9
Boston	74	37
Washington, D.C. (2006)	45	38
Detroit	24,5	18,0
Seattle	~37	~26
Minneapolis (2006)	35,77	26,97

ADOÇANTES ARTIFICIAIS FAZEM MAL?

Como é doce... o aspartame.

Esse fenômeno químico da natureza e sósia do açúcar, normalmente encontrado em sachês de NutraSweet e de Equal, é impressionantes duzentas vezes mais doce do que a velha e simples sacarose que temos no armário da cozinha. E existe a sacarina, o substituto que conhecemos como Sweet'N Low, que é — atenção — de duzentas a setecentas vezes mais doce do que o açúcar! E, não obstante, esses dois adoçantes tem pouco ou nenhum efeito sobre as taxas de açúcar do sangue e praticamente nenhuma caloria.

Sempre achei isso impressionante. Ainda mais impressionante, porém, é o fato de há décadas os adoçantes artificiais serem relacionados a todo tipo de coisa, desde câncer, passando por epilepsia e dores de cabeça. E nenhum deles tanto quanto o aspartame. O medo que cerca o adoçante tem assombrado a substância desde o dia em que foi aprovada pela FDA, em 1981, e só faz crescer graças aos estudos sempre dúbios que vem sendo publicados até hoje.

As críticas têm sido espalhadas basicamente através de relatórios publicados na internet. No melhor deles, pesquisadores da Mayo Clinic afirmam que uma única mulher é a fonte do boato segundo o qual o aspartame provoca quase todas as doenças que o homem conhece. Essa mulher tão prolífica e anônima argumentou que a maioria dos estudos sobre o aspartame não é confiável porque foi financiada pela empresa que o desenvolveu, a G. D. Searle, que, supostamente, ocultou indícios de seus riscos, semelhante ao caso da Starbucks, que manteve sob sigilo o fato de que seus *lattes*[5] são indecentemente viciantes.

Teorias da conspiração à parte, muitos estudos aprofundados e independentes sobre o aspartame têm sido realizados, e a maioria o absolveu de todo malefício. Seus defensores gostam de ressaltar que os componentes do aspartame — fenilalanina, ácido aspártico e uma pequena quantidade de metanol — são encontrados em quantidades muitíssimo maiores nos derivados de leite, carnes e sucos de fruta, e que não são metabolizados de forma diferente.

---

[5] *Lattes* — bebidas à base de café servidas em cafeterias como a rede mundial Starbucks, presente também no Brasil. *(N. do R.)*

Uma afirmação amplamente divulgada é que o aspartame é responsável pelo aumento de tumores no cérebro. No entanto, estudos demonstraram que os tumores no cérebro já estavam aumentando muito antes do aspartame entrar em cena, e, é claro, muitos outros males têm sido apontados como a causa desse crescimento, como os telefones celulares. (Falaremos sobre esse assunto mais adiante.)

Algumas pesquisas encontraram uma ligação entre o aspartame e o linfoma, incluindo um estudo italiano de 2005 que demonstrou que ratos que consumiram o equivalente entre quatro a cinco garrafas de refrigerante diet por dia tiveram um aumento na incidência do câncer. Porém estudos realizados pelo Instituto Norte-Americano do Câncer examinaram centenas de milhares de seres humanos e não encontraram nenhuma correlação, mesmo entre os usuários mais assíduos de aspartame.

O debate prossegue acalorado. Um dos efeitos colaterais mais misteriosos está também entre os mais comumente mencionados: dores de cabeça. Sabe-se que vítimas de enxaqueca evitam o aspartame e outros adoçantes, nem que seja apenas para garantir. Provavelmente, elas fazem bem. Embora os indícios não sejam fortes, existe realmente alguma base científica para essa preocupação. Um estudo da revista *Neurology* monitorou pessoas que se queixavam de dor de cabeça provocadas por adoçantes e realmente descobriu que nos dias em que foram expostas aos adoçantes — em vez de a um placebo similar que lhes foi dado nos demais dias — tiveram ligeiramente mais dores de cabeça.

Os estudos científicos sobre os adoçantes vão continuar por anos, mas, enquanto isso, eis aqui alguns dados interessantes:
- O substituto natural do açúcar mais forte é mil vezes mais doce que a sacarose e é conhecido no Gabão, país de onde é extraído, como *l'oublie*, palavra francesa para "esqueci-

mento", porque é tão doce que faria a pessoa esquecer o próprio nome.
- O P-4000, também conhecido como Ultrasuss, é um dos adoçantes mais fortes que o homem conhece. É quatro mil vezes mais doce que a sacarose e foi proibido pelo governo americano nos anos 1950.
- Quando o aspartame foi aprovado, em 1981, seu fabricante, a G. D. Searle, era gerida pelo ex-secretário de defesa e "poeta existencialista" Donald Rumsfeld.

REFRIGERANTE PROVOCA CÂNCER?

Beber refrigerante em excesso pode trazer malefícios — obesidade e um maior risco de contrair diabetes são alguns deles. Há alguns anos, entretanto, um grupo de pesquisadores indianos deu origem a um novo debate ao propor que essa lista deveria incluir câncer de esôfago, uma doença fatal com baixos índices de cura.

Essa afirmação se baseava principalmente em duas observações: o alto teor de acidez dos refrigerantes e um elevado aumento nas taxas de câncer do esôfago nos Estados Unidos que parecia coincidir com o aumento da popularidade dos refrigerantes. Somente nos últimos cinquenta anos, os americanos aumentaram seu consumo anual de refrigerantes de 42 litros para impressionantes 159 litros em 2000. Ao mesmo tempo, casos de câncer do esôfago mais do que triplicaram.

Além disso, as bebidas gasosas não só provocam um fenômeno chamado de distensão gástrica — que irrita a porção inferior do esôfago —, como também têm sido relacionadas com casos de azia, um conhecido fator de risco para o câncer do esôfago. Além disso, os refrigerantes sempre foram um alvo preferencial. Assim como as teorias da conspiração sobre o aspartame, os boatos de que outros aditivos contidos nos refrigerantes, incluindo o benzeno, estão nos matando lentamente têm circulado há anos na internet. Para alguns, a relação entre refrigerantes e câncer de esôfago era evidente.

Essa ligação, entretanto, se baseava fundamentalmente em indícios circunstanciais, o que deixou muitos cientistas céticos devido ao que hoje parece ser um bom motivo: estudos extensos investigaram as alegações dos pesquisadores indianos e estouraram suas teorias como bolhas de gás.

Um dos estudos mais completos foi publicado no *Journal of the National Cancer Institute* e conduzido por uma equipe da Universidade de Yale, que examinou a dieta e os níveis de consumo de refrigerantes de aproximadamente duas mil pessoas, metade das quais tinha câncer do esôfago, em quatro estados americanos diferentes. Em vez de constatar que o refrigerante de algum modo contribuía para o desenvolvimento da doença, o estudo descobriu o oposto. As pessoas que bebiam mais refrigerante tinham, na verdade, uma probabilidade menor de desenvolver esse tipo de câncer — e aquelas que bebiam refrigerante diet tinham a menor incidência dentre todas, metade do risco de desenvolver câncer de esôfago em comparação com quem se abstinha de refrigerantes.

Mas se você é do tipo que conta calorias e entorna litros de Coca-Cola zero como se fosse água, não fique muito animado. É muito pouco provável que refrigerantes diet possuam algum efeito protetor especial contra o câncer. O que acontece é que as pessoas que preferem bebidas diet geralmente são mais preocupadas com a saúde do que as demais. Se você se exercita, possui uma boa alimentação, evita cigarro e se preocupa com a forma física — medidas que reduzem o risco de desenvolver câncer

— então, estatisticamente, é mais provável que você beba refrigerante diet.

ANTIPERSPIRANTES REALMENTE PROVOCAM A DOENÇA DE ALZHEIMER?

O pânico começou há cerca de vinte anos, quando os cientistas observaram que o cérebro de pacientes com Alzheimer apresentava níveis elevados de alumínio, o que fez com que as pessoas começassem a jogar fora suas panelas e frigideiras, a olhar enviesado para o papel alumínio e a evitar antiperspirantes, antiácidos e outros produtos de uso doméstico que contêm alumínio, uma famosa neurotoxina. Como no enredo de um filme de ficção-científica dos anos 1950, a ideia era que os antiperspirantes com alumínio seriam absorvidos pelas axilas, invadiriam a corrente sanguínea e acabariam se instalando no cérebro, transformando-o num mingau.

Porém, na vida real, não há motivo para suar frio. Os cientistas já derrubaram completamente essa teoria.

O que hoje parece bastante claro é que os elevados níveis de alumínio encontrados no cérebro de pacientes com Alzheimer eram um efeito, e não uma causa, da doença. Células cerebrais fracas ou moribundas perdem a capacidade de eliminar toxinas, tornando mais provável que contenham altos níveis de alumínio, que é tão abundante (trata-se do terceiro elemento mais comum na Terra) que todos estamos expostos a ele.

Como o alumínio está presente na poeira dos laboratórios e no contraste que os pesquisadores utilizam para preparar o exame dos tecidos cerebrais, também é provável que parte do alumínio encontrado no cérebro de pacientes com Alzheimer se deva simplesmente à contaminação do próprio ambiente de pesquisa. Quando um grupo de pesquisadores britânicos testou essa hipótese no início dos anos 1990 usando a microscopia nuclear — método que bombardeia o tecido com prótons em vez de usar contraste — não descobriram nenhum sinal de alumínio nas 105 amostras retiradas do cérebro de pacientes com Alzheimer.

Estudos epidemiológicos rigorosos também jogaram um balde de água fria na alegação. Um deles, publicado em 2002, acompanhou de perto 4.600 pessoas por vários anos e não descobriu nenhuma probabilidade maior de contrair a doença de Alzheimer nas pessoas que usavam regularmente antiperspirantes ou antiácidos.

Com tantas evidências, você pode estar se perguntando se o alumínio poderia de fato ser absorvido pelas axilas. A resposta é sim — mas apenas em quantidades extremamente pequenas. Em geral, uma pessoa não absorve mais do que 4 microgramas de alumínio durante uma aplicação de antiperspirante nas duas axilas.

Quanto é um micrograma? Se você esmigalhasse a cabeça de um alfinete em dois milhões de pedacinhos, um desses pedaços seria um micrograma. Eis aqui outra forma de imaginar a coisa. Quatro microgramas é cerca de 2,5% do alumínio que seu sistema digestivo iria absorver dos alimentos ingeridos entre o momento em que você aplicou o antiperspirante até o momento em que você se lavasse e o retirasse da pele. Em outras palavras, se você está preocupado com o alumínio, o antiperspirante é a última coisa com a qual deve se preocupar.

Se você é como a maioria das pessoas, provavelmente também já notou que o desodorante comum não o impede de suar — ele apenas oculta o mau cheiro do corpo durante algum tempo. O que torna os antiperspirantes mais eficazes são os compostos de alumínio: eles fazem com que o suor seja liberado com menor intensidade pelas glândulas sudoríparas.

ANTIPERSPIRANTES PROVOCAM CÂNCER?

Se você achava que os antiperspirantes já não iam nada bem com toda essa conversa sobre sua relação com a doença de Alzheimer, existe também a teoria segundo a qual eles podem causar câncer de mama. Também nesse caso, a internet ajuda a espalhar o pânico no ritmo em que o boato passa de caixa de entrada para caixa de entrada. É apenas um *spam* — não há motivo para preocupações, certo?

Não exatamente. O boato tem pelo menos um pouco de substância.

A preocupação geral é que os antiperspirantes contêm substâncias químicas tóxicas que ou penetram pela pele naturalmente, mesmo que em quantidades microscópicas, ou entram no corpo num ritmo comparativamente elevado através de cortes e fissuras provocados pela depilação. As substâncias químicas que levam a maior parte da culpa são chamadas parabens, um tipo de conservante usado não apenas nos desodorantes e antiperspirantes, mas também em muitos alimentos e produtos farmacêuticos.

Como os parabens mimetizam a atividade do estrogênio e sabe-se que o estrogênio estimula o desenvolvimento de células causadoras do câncer de mama, muitos cientistas estão convencidos de que expor-se a eles aumenta a chance de uma pessoa desenvolver câncer de mama. Um estudo sobre o câncer de mama realizado em 2004 botou ainda mais lenha na fogueira quando mostrou que, de um grupo de amostras de tecido humano retiradas de tumores mamários, a maioria continha parabens. Um segundo estudo realizado um ano mais tarde alimentou ainda mais a teoria quando examinou centenas de sobreviventes de câncer da mama e descobriu que aquelas que mais tinham se depilado e usado antiperspirantes tinham recebido o diagnóstico da doença com uma idade menos avançada.

Tudo isso soa bastante sinistro. Mas antes que você desista de se depilar, é importante ressaltar todas as falhas das pesquisas que apontam a relação entre o uso de antiperspirantes e o câncer.

O estudo do paraben, por exemplo, não examinou tecidos mamários saudáveis nem tecidos de outras partes do corpo para confirmar que a substância só é encontrada em seios cancerosos. Também não conseguiu identificar de onde exatamente viera o paraben, e se as mulheres das quais as amostras foram retiradas eram usuárias assíduas de antiperspirantes. Um amplo estudo publicado no *Journal of the National Cancer Institute* examinou quinze mil mulheres e não encontrou nenhuma relação entre antiperspirantes e câncer de mama. Ah, e as mulheres que disseram especificamente que depilavam as axilas regularmente e usavam antiperspirante num prazo de uma hora após a depilação não apresentaram uma probabilidade maior de contrair o câncer.

A replicação é uma das bases da boa ciência. Ainda é cedo para dizer se essa história é uma bobagem, mas com apenas um grande estudo propondo uma relação, e outro, ainda maior, afirmando que essa relação não existe, parece que a ideia está dando seus últimos suspiros. Até agora, a Sociedade Norte-Americana do Câncer e o Instituto Norte-Americano do Câncer divulgaram que os indícios são fracos e insuficientes para o estabelecimento de qualquer nexo causal.

A LUZ ARTIFICIAL É PERIGOSA PARA A SAÚDE?

Sabe-se há muito tempo que quem trabalha durante a noite tem mais propensão a sofrer distúrbios do sono, o que inclui a insônia e a dificuldade de se manter acordado. No entanto, há muitos anos, quando os epidemiólogos compararam pessoas que trabalham à noite com as que trabalham durante o dia, descobriram algo que não estavam esperando: mulheres que trabalhavam à noite apresentam alto índice de câncer da mama.

Como isso poderia acontecer? O que havia de tão perigoso em se trabalhar à noite que pudesse provocar um aumento nas taxas de câncer?

Várias explicações foram propostas. Fatores socioeconômicos e o estresse de tentar se manter produtivo durante a noite pareciam ser os fatores óbvios. Porém depois que os cientistas investigaram o assunto mais a fundo, perceberam que a descoberta refletia mais provavelmente os riscos de uma exposição prolongada à luz artificial, que rompe os ritmos circadianos e desorganiza os níveis hormonais. Quem trabalha à noite parece apresentar uma deficiência crônica de melatonina, hormônio que é ativado pela escuridão e que possui um papel conhecido na supressão do desenvolvimento de tumores. Então, um estudo de 2004 realizado por pesquisadores da Universidade de Brigham, do Hospital Feminino de Boston e da Harvard Medical School descobriu que as mulheres que trabalham regularmente durante a noite, comparadas com aquelas que nunca o faziam, apresentavam níveis significativamente mais altos de estrogênio, capaz de contribuir para o câncer de mama.

O mesmo grupo de pesquisadores também liderou um dos maiores estudos epidemiológicos que constataram a ligação entre o trabalho noturno e o câncer de mama. Essa pesquisa, publicada no *Journal of the National Cancer Institute*, acompanhou mais de 78 mil enfermeiras durante uma década e descobriu que aquelas que trabalhavam mais tempo durante a noite apresentavam uma probabilidade quase uma vez e meia maior de desenvolver câncer de mama.

O problema com a jornada noturna não é o trabalho em si, mas o fato de obrigar as pessoas a passar tanto tempo em ambientes fechados que desestabilizam o relógio biológico. Até o início do século XX, a maioria das pessoas trabalhava ao ar livre, passava o dia fora de casa e, ocasionalmente, dormia a céu aberto durante a noite. O ciclo escuridão-luz não era rompido. No entanto, hoje em dia, temos edifícios com luz elétrica, de forma que é fácil diminuir a amplitude desse ciclo, e muitas pessoas — especialmente quem trabalha à noite — acabam presas numa espécie de *jet lag* arquitetônico.

Na virada do século XIX, uma em cada trinta mulheres contraía câncer de mama. Hoje, essa taxa é de uma em cada oito, e continua aumentando a um ritmo de cerca de 8% ao ano nas sociedades industriais, embora permaneça estável nas sociedades agrárias.

As mudanças em nossa dieta e outros fatores certamente contribuem em parte para esse quadro, embora não podem explicá-lo de forma exclusiva. Para obter mais respostas, conversei com o dr. Mark Rea, diretor do Centro de Pesquisa sobre Iluminação do Instituto Politécnico Rensselaer, em Nova York, um cientista que há anos tem estudado a relação entre luz artificial e doenças. Apesar da simplicidade e da linguagem corriqueira, Rea é um biofísico na vanguarda desse campo de estudos. Ele disse que os indícios ainda são circunstanciais, embora sejam bastante proeminentes, e estão crescendo. "O que já está claro é que todos os sinais apontam nessa mesma direção."

DESODORIZADORES DE AMBIENTE PODEM PREJUDICAR OS PULMÕES?

Nada deixa as pessoas mais felizes e extasiadas do que o cheirinho da brisa que desce das montanhas cobertas de pinheiros e atravessa os campos dourados, certo?

Durante muito tempo, suspeitou-se de que um ingrediente comum aos desodorizadores de ambiente pode provocar problemas a curto prazo nos pulmões. Isso é definitivamente verdadeiro. Mas a boa notícia é que a substância em questão já foi praticamente abandonada pelos principais fabricantes desses produtos.

As substâncias que causam problemas são conhecidas como compostos orgânicos voláteis, e aquela que foi especificamente utilizada durante muito tempo nos desodorizadores de ambiente é o paradiclorobenzeno, ou 1,4-DCB, que também pode ser encontrada nos cigarros, nos desodorizadores de toaletes e na naftalina.

Num estudo realizado pelo Instituto Norte-Americano de Saúde, uma equipe de pesquisadores acompanhou 953 adultos durante seis anos e descobriu que pessoas com alta concentração de paradiclorobenzeno no sangue apresentavam sinais de função pulmonar reduzida. Os 10% dos pesquisados com níveis sanguíneos mais altos desse composto, com efeito, tinham resultado 4% pior em testes de função pulmonar do que os 10% que apresentavam os menores níveis.

Quatro por cento pode não parecer muito, mas até mesmo uma pequena redução na capacidade respiratória pode indicar dano nos pulmões. À medida que o nível de exposição ao 1,4-DCB aumenta, cresce também o risco de desenvolver asma.

Alguns cientistas dizem que faz sentido reduzir a exposição das pessoas a esses desodorizadores de ambiente. Entretanto, a Consumer Specialty Products Association, organização de defesa de interesses de mercado, insiste que há muitos anos o paradiclorobenzeno deixou de ser utilizado na maioria dos produtos de uso doméstico. Os produtos que ainda contêm o composto são pastilhas desodorizadoras para mictórios, bolinhas de naftalina e desodorizadores para sanitário. Ele também é encontrado em purificadores de ar baratos ou genéricos, do tipo comercializado em geral por vendedores ambulantes.

Algo que se deve ter em mente: todo produto que contenha paradiclorobenzeno precisa indicar isso no rótulo.

TINTURA PARA CABELO CAUSA CÂNCER?

Você não fuma, evita pesticidas, não toca em junk food e nem chega perto de uma porção de substâncias químicas. Mas na hora de cobrir aqueles fios grisalhos ou escolher uma cor nova para o cabelo, lá está você às voltas com uma tintura.

Com toda a publicidade negativa a respeito de substâncias fortes e carcinógenas na composição das tinturas, isso pode parecer um risco que não vale a pena correr. Mas, na realidade, as tinturas de cabelo — embora não sejam completamente isentas de risco — não são tão perigosas quanto a maioria das pessoas é levada a acreditar.

As tinturas para cabelo fazem sucesso nos Estados Unidos há pelo menos quarenta anos, desde que Clairol[6] começou a veicular campanhas publicitárias com slogans do tipo "Ela pinta ou não? Com uma cor tão natural, só o cabeleireiro dela sabe com certeza!"

Por quase o mesmo período de tempo, elas também têm sido consideradas tóxicas. As primeiras dúvidas foram levantadas em 1975, quando foi publicado um estudo segundo o qual uma substância presente em quase 90% das tinturas permanentes de cabelo podia provocar dano genético. Diante da pressão e das críticas, as empresas retiraram voluntariamente a substância, um derivado do alcatrão de carvão, da fórmula das tinturas. Em pouco tempo, entretanto, os cientistas identificaram diversos outros componentes

---

[6] Clairol — marca de tintura de cabelos muito vendida nos EUA.

nas fórmulas de tintura para cabelo que também pareciam provocar câncer.

Empresas cosméticas insistem que suas fórmulas sofreram inúmeras mudanças e que as tinturas para cabelo são completamente seguras — mas isso não é completamente verdadeiro.

Diversos estudos realizados ao longo dos anos detectaram índices elevados de câncer de mama, bexiga e outros tipos em pessoas que tingiam o cabelo regularmente. A pesquisa mais definitiva, porém, foi publicada em 2005 no *Journal of the American Medical Association*. Ela analisou 79 estudos anteriores sobre o assunto e descobriu que embora a tintura para cabelo não influencie o surgimento de câncer de mama ou bexiga, havia um "efeito limítrofe" no risco de desenvolvimento de linfoma. Comparadas com pessoas que nunca haviam tingido o cabelo, os adeptos da tintura tinham uma probabilidade 1,19 vez maior de desenvolver linfoma, e as pessoas que usavam tintura de cabelo antes de 1980 tinham uma chance 1,4 vez maior de desenvolver linfoma. Essa associação, embora demonstrasse uma ligação clara, é considerada bastante fraca — tão fraca, na verdade, que a maioria dos especialistas e agentes de saúde afirmam que não chega a ser questão de saúde pública.

Parte do motivo para essa variedade de resultados é que o conteúdo das tinturas mudou gradativamente. Seja como for, há coisas que você pode fazer para minimizar o risco que ainda persiste nesses produtos. Tinturas mais escuras e permanentes são mais fortes e mais concentradas do que outras cores, por isso é melhor diminuir sua exposição a elas. Também é bom usar luvas ao aplicar a tintura e tingir o cabelo um pouco acima das raízes, para que o produto não entre em contato com o couro cabeludo. Isso pode fazer com que a raiz apareça mais, porém lhe dará um pouco mais de tranquilidade.

AQUECER OU CONGELAR RECIPIENTES PLÁSTICOS NOS EXPÕE A SUBSTÂNCIAS NOCIVAS?

Garrafas de água. Tupperware. Sacos com fechamento por pressão. Embalagens de fast-food. Canudos de plástico. Filme de PVC.

Se você parar para pensar, a lista de itens de plástico que usamos para guardar comidas e bebidas diariamente é impressionante. Imagine se as substâncias contidas em alguns desses produtos pudesse passar para o alimento e intoxicá-lo. Você e todos os seus conhecidos estariam em risco.

Portanto, talvez não seja uma surpresa que as pessoas tenham entrado em pânico quando um e-mail tomou a internet de assalto advertindo que aquecer plásticos no micro-ondas — filme de PVC e Tupperware em especial — poderia contaminar os alimentos com substâncias altamente tóxicas capazes de provocar câncer. Outro e-mail bastante divulgado pouco tempo depois dizia que congelar ou reutilizar garrafas de água com muita frequência também poderia nos expor ao mesmo grupo de substâncias: as dioxinas.

"A combinação de gordura, calor elevado e plástico libera dioxinas sobre o alimento, que acaba dentro das células no organismo", dizia um desses e-mails. "Filme de PVC sobre os alimentos, quando estão sendo aquecidos na potência máxima do micro-ondas, faz com que toxinas venenosas passem para o alimento."

As dioxinas, você deve se lembrar, são as mesmas substâncias que foram usadas para envenenar o presidente ucraniano Viktor Yushchenko, em 2004. Ele sofreu uma violenta reação chamada cloracne que lhe desfigurou o rosto, fazendo-o ficar parecido com o

Vingador Tóxico.[7] Só que não se tratava de uma história em quadrinhos. Ele caiu gravemente doente e quase morreu.

As dioxinas são uma das substâncias mais tóxicas produzidas pelo homem. Liberadas na atmosfera em grande quantidade como subprodutos de processos industriais, elas estão por toda parte, tanto que a maioria dos seres vivos acumula-as em baixos níveis no próprio organismo. A maior parte da exposição acontece através da dieta, embora quantidades ínfimas possam ser inaladas pelo ar contaminado.

Os filmes e embalagens plásticos podem, de fato, nos expor a certas substâncias. Mas as dioxinas não estão entre elas. Na verdade, elas sequer são encontradas na composição da maioria das embalagens plásticas. Se fizessem parte da composição desses produtos, *poderiam* ser libradas pelo calor do micro-ondas e terminar em nossa comida, embora isso não fosse acontecer com uma garrafa de água mantida a temperatura ambiente ou no congelador, pois é preciso calor para que a reação química ocorra. Seja como for, os fabricantes não os utilizam por causa dos riscos.

Se existe alguma coisa digna de nossa preocupação, é um grupo de substâncias conhecidas como ftalatos, ou plastificantes — as substâncias que dão a muitos plásticos sua flexibilidade. Embora os plastificantes possam passar do plástico para o alimento em pequenas quantidades, não são nem de longe tão tóxicos ou mortais como as dioxinas. Existem alguns indícios encontrados por estudos que ligaram a exposição aos plastificantes com níveis elevados de asma, problemas hormonais e outras doenças. Alguns cientistas também acham que a exposição aos plastificantes pode aumentar o risco do câncer de mama pois eles podem imitar a ação do estro-

---

[7] Vingador Tóxico — vilão de histórias em quadrinhos criado pela Marvel. *(N. do R.)*

gênio, o qual, como se sabe, estimula o aparecimento de tumores nas mamas. No entanto, a ligação entre os plastificantes e o câncer, se é que existe, não foi cientificamente provada e ainda é muito discutida.

Em termos práticos, não está claro se os níveis de plastificantes que podem passar para os alimentos são substanciais, e, em caso positivo, se eles seriam tão perigosos. Porém, nas palavras do dr. Rolf Halden, especialista do Centro de Água e Saúde do Hospital Johns Hopkins, "Por que se expor a substâncias que podemos facilmente evitar?"

Eis aqui algumas dicas que você deve seguir para diminuir sua exposição:

- Use apenas o filme de PVC que diga na embalagem que foi feito para ser usado no micro-ondas, e nunca o deixe em contato direto com o alimento durante o aquecimento.
- Certifique-se de deixar o filme de PVC frouxo por sobre a comida (e não esqueça de deixar um canto aberto) para que o vapor possa escapar. É preciso evitar que as gotas que se formam por baixo do filme caiam sobre o alimento, já que elas podem conter substâncias que tenham se desprendido do filme.
- Nunca aqueça nenhum recipiente de plástico que não diga no rótulo ou na embalagem que é próprio para o micro-ondas (isso indica que foi feito para suportar altas temperaturas). Recipientes que não foram feitos *especificamente* para uso no micro-ondas podem derreter ou se retorcer, aumentando a probabilidade de exposição aos plastificantes e o risco de que algo vaze e provoque queimaduras.
- Potes de margarina e quentinhas de restaurante não foram feitos para suportar temperaturas muito altas, por isso nunca os utilize no micro-ondas!

- Não reutilize os recipientes das refeições prontas feitas para o micro-ondas. Eles foram projetados para um único uso.
- O melhor é cozinhar no micro-ondas com panelas e recipientes feitos de materiais inertes, como cerâmicas ou vidro temperado. Também podem ser usados sacos para cozimento, papel vegetal e toalhas de papel próprias para o micro-ondas.

6
GERMES, GERMES, GERMES
O mundo é perigoso, parte II

Existe um tipo de pessoa entre nós que é bastante conhecido, mas também misterioso. Trata-se de uma figura obcecada com limpeza, que foge de qualquer tipo de sujeira. Todos conhecemos alguém assim.

São as pessoas que usam os cotovelos para abrir torneiras, os pés para dar a descarga num sanitário e os antebraços para abrir as portas. Usam sabão antibacteriano de hora em hora e não apertam a mão de ninguém. Lavam todos os lençóis e a roupa de cama não uma, mas duas vezes, antes de usá-los, mesmo quando são novos em folha.

E jamais — com J maiúsculo — Jamais lhes ocorre comer algo que caiu no chão, observada a regra dos cinco segundos ou não.

São, é claro, os "germófobos". E se suas manias não lhe soam estranhas, é porque você deve ser um deles.

Não que tenha algo de errado nisso (OK, talvez só um pouquinho). Até certo ponto, todos temos alguma germofobia. Se o corpo é nosso templo, como se costuma dizer, então os germes são os inimigos na porta de entrada.

Algumas pessoas são mais resistentes que outras no que diz respeito à autodefesa. Mas a se julgar por nossos hábitos no dia a dia, os germes estão sem sombra de dúvida na cabeça de todas as pessoas. Esse é o motivo pelo qual a produção dos sabonetes germicidas — há mais de 700 desses produtos disponíveis no mercado norte-americano — se tornou uma indústria que gera 400 milhões de dólares anuais. Usamos tantos produtos germicidas que nossos esgotos ficam cheios deles, tornando quase inevitável que um dia tenhamos de conviver com supermicróbios virulentos e resistentes a drogas.

E isso é apenas o começo. Hoje em dia, é possível comprar purificadores de ar que podem ser pendurados no pescoço, aparelhos que borrifam desinfetante nas maçanetas a cada vinte minutos e — meu favorito — bandeirinhas amarelas onde se lê "Com licença" presas a varetas que se usam na cintura para manter estranhos a uma distância segura. Os seres humanos podem ser criaturas sociais, que buscam relacionamentos íntimos, mas na origem de toda essa germofobia há o elemento do medo que nutrimos uns em relação aos outros. Quem sabe de onde veio aquela pessoa sentada perto de nós no ônibus? Quer dizer, por que arriscar: sente-se num lugar vazio do outro lado.

É chocante lembrar que em meados dos anos 1800 Louis Pasteur foi ridicularizado quando propôs pela primeira vez sua tese das doenças causadas por germes. Naquela época, acreditava-se que a causa das doenças era a ira divina. Invasores microscópicos que passavam de uma pessoa para outra? Lavar as mãos e esterilizar equipamento médico? Bobagem, as pessoas pensavam; nem em sonho.

Um século e meio depois, é notável o ponto em que chegamos — ou, talvez, o ponto ao qual regredimos. O irônico é que às vezes os germes que tentamos evitar com todo nosso tempo e esforço podem nos fazer algum bem. Uma teoria em desenvolvimento diz que as alergias e doenças crônicas são causadas pelo nosso exagero em tentar evitar os germes, de tal modo que nosso sistema imunológico não é devidamente estimulado, sendo impedido de se desenvolver de maneira adequada. Por exemplo, sabemos graças a estudos que crianças pequenas que vão para a creche são muito menos propensas a desenvolver asma do que crianças que não vão, exatamente porque a creche as expõe a uma quantidade maior de germes mais cedo, o que, por sua vez, fortalece seu sistema imunológico.

Neste capítulo, investigaremos algumas das teorias modernas sobre os germes e separaremos os mitos dos fatos para satisfazer o germófobo que existe em cada um de nós.

PISAR EM ALGO ENFERRUJADO PROVOCA TÉTANO?

Não é preciso ser um especialista em primeiros socorros para saber que ser perfurado por um prego enferrujado não é a melhor das ideias. Até mesmo uma criança de dez anos poderá lhe dizer que você corre o risco de pegar tétano. Mas poucas pessoas se dão conta de que a bactéria que provoca o tétano está por toda parte e que a doença tem menos a ver com a ferrugem do que com o tipo de ferimento.

As bactérias *clostridium*, da família *C. tetani*, podem ser encontradas na terra, na poeira, nas fezes e na pele. Elas só se reproduzem na ausência de oxigênio, por isso, se um ferimento é profundo o suficiente, ele pode se tornar propício para sua multiplicação.

Um prego enferrujado cumpre esse papel. Mas a infecção pode vir de muitas fontes — agulhas de costura, agulhas de tatuagem, mordidas de animais, ferramentas de jardinagem, até mesmo farpas. Machucados que formam uma crosta, como as queimaduras, inclusive as causadas pelo frio, também podem levar a uma infecção.

Os sintomas podem ser graves. Uma vez que as bactérias chegam na região abaixo da pele, elas produzem toxinas que atacam o sistema nervoso central, provocando espasmos e rigidez muscular no corpo inteiro, mais frequentemente no rosto. Os espasmos musculares obrigam o corpo a se contorcer de forma estranha, assumindo posições bizarras. Daí o nome "tétano", que vem do grego *tetanos*, que significa "esticar". Cerca de um quarto dos cinquenta a cem norte-americanos que, segundo as estimativas, contraem a doença a cada ano morrem.

A vacina antitetânica é aplicada rotineiramente nas crianças, mas seu efeito desaparece após dez anos, e muitas pessoas esquecem de tomá-la novamente. Se você entrar em contato com terra, animais ou objetos contundentes com uma certa regularidade — coisas bastante comuns para a maioria das pessoas — é melhor agendar uma nova dose da vacina.

Ou isso, ou fique longe da cozinha e do jardim.

OS VASOS SANITÁRIOS ESPALHAM GERMES?

É difícil encontrar um senso comum que tenha inspirado mais pavor e nojo do que a velha ideia de que os assentos dos vasos sanitários são focos de doenças e bactérias. A maioria das pessoas não toca, não se senta ou nem se aproxima de banheiros públicos por um único motivo: "Não se sabe com que doença podemos sair dali."

O que os estudos têm a dizer a respeito?

Felizmente — ou, pensando melhor, talvez não tão felizmente assim — muita coisa. Antes de tudo, a probabilidade de contrair alguma doença a partir de um trono de porcelana é extremamente pequena. Para pegar algo, a pessoa ali sentada precisa ter um corte ou fissura na pele que permita que o patógeno entre nela; uma pele intacta é uma barreira surpreendentemente boa contra a maior parte dos germes. Além disso, é improvável pegarmos alguma doença sexualmente transmissível através do assento de um sanitário, já que a genitália da pessoa teria de entrar em contato direto com o assento. Isso pode acontecer, mas pense nas chances.

Agora, a má notícia. Você pode sem dúvida pegar uma doença ao sentar-se num assento imundo. As doenças mais prováveis: chatos e tudo mais que seja transmitido por contato cutâneo. A literatura médica está repleta de histórias de pessoas que pegaram gonorreia e afecções cutâneas por vermes nematódeos. Um estudo publicado no *New England Journal of Medicine*, por exemplo, descobriu que as bactérias que causam a gonorreia podem sobreviver num assento de sanitário por pelo menos duas horas.

Vírus que causam doenças sexualmente transmissíveis, por outro lado, se comportam de modo ligeiramente diferente. A maioria não consegue sobreviver ao ar livre e, especialmente, não sobrevivem no ambiente frio e inóspito que caracteriza o sanitário. Duas exceções notáveis: o da hepatite B, que consegue sobreviver durante uma semana, e o da herpes, que consegue durar várias horas.

Existe, entretanto, um risco mais significativo do que os sanitários. Os verdadeiros vilões dos banheiros são as torneiras, os botões de descarga e as maçanetas. (A culpa é de quem não lava as mãos após concluir os trabalhos). Mais um motivo para você lavar as mãos. E depois lavar de novo. E de novo. E de novo.

Alguns fatos interessantes: estudos mostram que o banheiro das mulheres tem o dobro de germes que o dos homens, basicamente porque é mais usado e também graças à bancada de troca de fraldas. Porém as áreas de trabalho dos escritórios são bem mais contaminadas do que os assentos dos sanitários. Um estudo descobriu que como as mesas de trabalho raramente são desinfetadas, ela contém em média quatrocentas vezes mais germes do que o assento típico de um sanitário. Pense *nisso* da próxima vez que for comer na sua mesa.

O SABÃO GERMICIDA REALMENTE FUNCIONA MELHOR QUE O SABÃO COMUM?

O que aconteceu, afinal, com o bom e velho sabonete?

Ele está se tornando rapidamente uma relíquia. Estudos mostram que mais de 70% dos sabonetes líquidos para as mãos vendidos nos Estados Unidos hoje são apresentados como germicidas, e os norte-americanos parecem cada vez mais dispostos a pagar muito mais caro por eles. Dependendo de onde você more, alguns frascos de sabonete germicida podem custar mais do que o remédio do qual precisaria se não o tivesse comprado e realmente contraísse alguma doença.

Os consumidores, entretanto, não estão levando o que imaginam. Com o passar dos anos, pesquisadores têm constatado que os sabonetes germicidas não são melhores do que a velha combinação água e sabão. Pelo menos cinco estudos já confirmaram isso.

Um deles, publicado no *Journal of Community Health* em 2003, acompanhou adultos em 238 domicílios durante quase um ano, todos na cidade de Nova York, onde os níveis de sujeira são lendários. Mês após mês, os pesquisadores não viram diferença alguma no número de micróbios que surgiam nas mãos das pessoas que tinham usado ora sabão germicida, ora sabão comum.

Outros estudos descobriram que usar sabão germicida — e até alguns daqueles géis esterilizantes tão populares — não diminui a probabilidade de pegar um resfriado ou outra doença infecciosa em relação ao sabão comum.

Uma grande parte do motivo para isso é simples, embora muitas vezes passe despercebido: a maior parte das infecções é provocada por vírus, não por bactérias.

A única pergunta agora, pelo jeito, é se sabões germicidas podem ser mais prejudiciais do que benéficos: muitos cientistas acreditam que o sabão cria cepas virulentas de bactérias que resistem a antibióticos. E há o medo de que usar produtos germicidas em excesso possa nos privar da exposição às bactérias rotineiras, impedindo que nosso sistema imunológico se fortaleça e, no final das contas, aumentando a probabilidade de ficarmos doentes.

As empresas que fabricam esses produtos insistem em dizer que não há evidências suficientes que relacionem seus produtos com o surgimento de bactérias resistentes, e argumentam que seus sabões têm efeitos limitados sobre o meio ambiente. Mas a FDA também já manifestou sua preocupação com esses produtos. Nos últimos anos, a agência já pensou em impor restrições tanto no modo como os germicidas são usados como em suas campanhas de marketing.

Alguns fatos preocupantes:

De acordo com estudos, lavar as mãos com água e sabão reduz o risco de desenvolver diarreia em cerca de 45%. Comparada com outras partes da mão, a área embaixo das unhas segue como uma espécie de pasto para a maior parte dos germes e é a mais difícil de ser limpa. Unhas postiças abrigam mais micro-organismos do que as naturais. E quanto mais longa sua unha for, mais germes atrairá.

Não seria hora de dar uma aparadinha?

A ESCOVA DE DENTE PODE ESPALHAR DOENÇAS?

De todas as coisas que as pessoas guardam no armário do banheiro — remédios, barbeadores, cotonetes e, pelo visto, sabão germicida — a escova de dente parece ser a mais inofensiva.

A maioria dos dentistas discordaria — já que as escovas de dente são ambiente ideal para a proliferação de germes.

Poucas pessoas se dão conta, mas as bactérias, na verdade, adoram as escovas de dente, que lhes garante alimento e água em abundância. E não esqueça que elas ficam no cômodo mais cheio de germes de toda a casa: o banheiro.

Pesquisadores descobriram que os estreptococos, estafilococos, a gripe e a herpes simples 1, entre outros patógenos, podem sobreviver nas escovas. A Associação Dental Norte-Americana aconselha substituir sua escova pelo menos a cada três ou quatro meses. Mas os micróbios podem começar a habitá-la muito antes disso.

Bactérias e vírus numa escova podem facilmente se espalhar para outra, e dividir sua escova com alguém pode provocar doenças. Tudo que os germes precisam para subir e colonizar as cerdas é que você ponha a sua escova perto da escova de outra pessoa.

E de onde vieram todos esses germes que estão no banheiro? Há diversos modos pelos quais as escovas podem ser contaminadas. Um estudo publicado na revista *Applied Microbiology* mostrou que as gotículas de água cheias de bactérias que são borrifadas no ambiente quando damos a descarga "permanecem no ar tempo suficiente para se depositar sobre as superfícies de todo o banheiro".

Não é algo muito agradável de se pensar, mas é bom saber.

O melhor conselho de higiene bucal é: não use o armário de banheiro, e nem o banheiro. As bactérias preferem lugares quentes, escuros e úmidos — como o armário — por isso um especialista que estudou as escovas e a transmissão de doenças durante anos, o dr. R. Tom Glass, professor de ciência criminal e medicina dental da Universidade do Estado de Oklahoma, recomenda guardar a escova em algum lugar aberto perto da janela do quarto. Certifique-se de que a escova seja mantida na posição vertical.

E apesar da crença popular de que as escovas elétricas são muito melhores para a saúde bucal, elas atraem mais germes e podem ser prejudiciais à gengiva. Melhor usar uma escova manual com uma cabeça pequena e de cor clara. Não se sabe exatamente por quê, mas cabeças translúcidas e de cores claras apresentam menor quantidade de micro-organismos. Isso pode ter algo a ver com o fato de que a cabeça clara permite a passagem à luz, o que mata os germes.

Procure substituir sua escova de dente pelo menos a cada dois meses. Além disso, existe outro motivo pelo qual não se deve usar a mesma escova por muito tempo: quem está se recuperando de uma doença pode facilmente se infectar novamente ao usar a mesma escova de antes.

A VACINA CONTRA A GRIPE PODE REALMENTE PROVOCAR UM EPISÓDIO DE GRIPE?

Que piada de mau gosto se a própria vacina que deveria nos proteger da gripe fizesse o contrário. Felizmente, isso nunca vai acontecer.

É bem conhecido que todos os anos muitas pessoas resistem a tomar as injeções contra gripe — incluindo aquelas que mais precisam, como os idosos e as pessoas com problemas crônicos de saúde — porque têm medo de que o vírus usado na fabricação da vacina possa causar uma gripe.

Esse medo tem origem em parte numa coincidência: como a vacina contra a gripe é ministrada na metade do ano, algumas pessoas que são vacinadas acabam pegando uma gripe ou alguma outra doença respiratória comum no inverno. E há também os pobres infelizes que tomam a vacina, mas contraem a gripe pouco antes de adquirir a imunidade. Tudo isso pode fazer parecer que a vacina foi responsável por um forte episódio da doença, quando a vacina em si não teve a menor culpa.

As duas principais vacinas contra a gripe usam vírus mortos que não são perigosos, incapazes de deixar alguém doente. Uma nova versão da vacina lançada em 2003, um spray nasal chamado Flu-Mist, usa vírus vivos, porém debilitados, por isso não é recomendada para idosos, pessoas com problemas crônicos de saúde ou com imunidade baixa. Quem usá-la pode espalhar o vírus vivo e enfraquecido, embora não tenha sido demonstrado que isso pode transmitir a doença a outras pessoas.

Agentes de saúde gostam de dizer que o spray é uma bênção porque é capaz de preencher a lacuna da escassez da vacina normal. Mas, sejamos honestos, ela na verdade serve para quem considera a dor da agulha penetrando na pele uma sina pior que a morte, e para quem acha que comprar o spray na farmácia é mais simples do que ir até um consultório para ser espetado no braço (o que pode ser o caso de praticamente todo o mundo).

Embora a vacina não vá provocar gripe, ela pode ter alguns efeitos colaterais — braço dolorido, obviamente, e, numa pequena porcentagem das pessoas, um estado moderado da doença. "Mas se você relativizar as coisas, é muito pouco comparado com a gripe de verdade", disse o dr. James C. King Jr., especialista em vacinas da Universidade de Maryland.

King tem bons motivos para convencer as pessoas a tomar a injeção: ele foi o autor de um estudo realizado há alguns anos que descobriu que vacinar as crianças pode poupar dinheiro. Isso porque crianças pequenas — Deus as proteja — são ímãs de germes, pois passam o tempo em salas de aula infestadas de germes e correm em pátios infestados de germes o dia inteiro. Vaciná-las torna menos provável que contraiam a gripe dos coleguinhas e a tragam para casa até você, o adulto. Isso resulta em menos dias de trabalho perdidos, menos dinheiro gasto com remédios e menos visitas ao médico.

Também há o dinheiro que você economiza por não ser obrigado a comprar todas aquelas caixas de lenços de papel.

OS CORPOS DAS VÍTIMAS FATAIS DE UM DESASTRE PODEM DAR INÍCIO A UMA EPIDEMIA?

Na maior parte do mundo, depois que desastres naturais ceifam uma grande quantidade de vidas, uma sombria e previsível cadeia de eventos se instala. A visão e o odor dos cadáveres espalha o medo de uma epidemia iminente. Isso, por sua vez, faz com que os agentes locais de saúde exijam que os corpos sejam enterrados o mais rapidamente possível — às vezes em valas comuns e sem identificação prévia — uma medida drástica que só se soma ao pesar dos familiares sobreviventes. O terror se instalou depois que o tsunami que varreu a Ásia em 2004 deixou centenas de milhares de mortos, depois que o furacão Jeanne matou duas mil pessoas no Haiti no mesmo ano e que o furacão Katrina devastou Nova Orleans em 2005, e depois que fortes tremores de terra abalaram El Salvador em 2001 e a Turquia em 2003.

Entretanto, o risco de cadáveres se tornarem focos de uma epidemia após um desastre natural é na verdade insignificante.

Oliver Morgan, pesquisador que publicou um estudo sobre o fenômeno no *Pan American Journal of Public Health*, em 2004, declarou que os desastres de grande escala e os surtos de doenças contagiosas às vezes acontecem juntos por coincidência, levando muitas pessoas a suspeitar que a culpa é dos mortos.

Mas somente cadáveres infectados com alguma doença podem espalhá-la. Vítimas de desastres são uma ameaça pequena porque, normalmente, morreram devido a trauma, e não a uma infecção.

Uma doença contagiosa que esteja presente antes da morte pode ser transmitida para as pessoas que mexerem com o cadáver durante aproximadamente dois dias, dependendo do patógeno. Agentes funerários e bombeiros são os que correm mais riscos, embora ele diminua se usarem luvas, roupas e máscaras de proteção.

É VERDADE QUE MULHERES GRÁVIDAS DEVEM FICAR LONGE DOS GATOS?

A maioria das mulheres grávidas sabe que deve manter distância de coisas que possam afetar seus filhos. Desde os anos 1970, o álcool e o cigarro se tornaram unanimidade. Até mesmo a cafeína é, de modo geral, considerada algo fora de questão. Mas, gatos?

Parece ridículo, talvez só mais um motivo para algumas pessoas amarem ainda mais os cachorros, mas as grávidas estão acostumadas a ouvir que seus gatos são uma ameaça em potencial. Essa advertência soa como uma daquelas crendices sem base ou superstições, como o medo de que os gatos sufoquem os bebês tirando-lhes o ar. (Nota: não há casos documentados). Mas essa preocupação tem a ver com o fato de alguns felinos terem um parasita, o *Toxoplasma gondii*, que provoca defeitos congênitos e abortos.

Os gatos normalmente contraem o toxoplasma quando comem pequenas presas que já têm o parasita, o que torna essa doença rara entre os gatos domésticos que vivem em apartamentos, embora os felinos também possam contraí-la ao comer carne crua contaminada — especialmente embutidos — assim como os humanos.

Uma vez infectado, o gato expele o parasita nas fezes, o que pode infectar qualquer um que entre em contato com elas. De acordo com os Centros de Controle de Doenças e Prevenção dos EUA, cerca de 60 milhões de norte-americanos contraíram toxoplasmose em alguma momento da vida, embora poucos tenham notado porque o sistema imunológico de uma pessoa saudável é capaz de combater a doença.

Gestantes são muito mais vulneráveis. Cerca de três mil mulheres transmitem a doença para seus fetos todo ano, e uma pequena porcentagem de recém-nascidos apresenta problemas graves por causa disso.

Mulheres grávidas não precisam necessariamente expulsar seus gatos de casa. Há formas de mantê-los e ainda assim controlar o risco: evitar contato direto com a caixa de areia e mantê-la coberta e usar luvas ao mexer no quintal para minimizar o contato com as fezes. O melhor é que um amigo ou parente cuide da caixa de areia no lugar dela.

E, quando o bebê nascer, seu gato poderá lhe dar as boas-vindas de patas abertas.

O RESFRIADO É CONTAGIOSO ANTES DO SURGIMENTO DOS SINTOMAS?

Os sinais são inequívocos. Acessos de espirros, garganta inflamada, congestão nasal e coriza tão forte que parece que nem todos os lenços do mundo darão jeito.

Qualquer um consegue identificar a chegada de um resfriado, mas a maioria não sabe quando uma pessoa que pegou o vírus tornou-se contagiosa, e durante quanto tempo.

O resfriado comum — como a catapora, o sarampo e muitas outras doenças virais — pode se espalhar antes e depois do surgimento dos sintomas. O tempo entre a infecção e os sinais da doença, ou o período de incubação, é de cerca de três a quatro dias para a maioria das doenças virais, mas os resfriados avançam um pouco mais rapidamente.

O dr. Daniel J. Skiest, chefe-sócio da clínica de doenças infecciosas do Centro Médico Sudoeste da Universidade do Texas, ressalta que são conhecidos mais de duzentos vírus diferentes capazes de provocar resfriado. Dependendo do tipo que a pessoa contraia, ela pode se tornar contagiosa em cerca de um dia após a infecção, mesmo que os sintomas só apareçam dali a um ou dois dias.

Quando sinais óbvios da doença já apareceram, a pessoa ainda pode infectar os outros durante três dias. Isso significa que ninguém pode evitar por completo o contágio ao manter-se afastada de pessoas que apresentam os sintomas, embora isso ajude.

Sendo assim, o que você pode fazer para diminuir suas chances de pegar um resfriado? O passo mais importante é evitar aglomerações de pessoas. Evite esfregar os olhos e o nariz e lave as mãos o máximo que puder (e, como você sabe, sabonete comum serve). Isso porque o resfriado é transmitido sobretudo através de gotículas em suspensão no ar e através de partículas de vírus que passam do nariz para a mão e dela para a mão de outra pessoa. Se você não quer parecer um maluco que corre para o banheiro vinte vezes por dia, então limite-se a lavar as mãos antes das refeições, antes e depois de usar o banheiro e depois de ter pego algum transporte público — esses são os momentos mais importantes.

Cerca de um terço de todos os resfriados é causado pelos rinovírus, que se propagam através daquelas horríveis secreções que escorrem do nariz ou das gotículas que borrifamos no ar quando tossimos ou espirramos.

Lembra do conselho dos seus pais de cobrir o nariz e a boca quando tossir ou espirrar? Siga-o.

PODEMOS PIORAR SE FIZERMOS EXERCÍCIOS QUANDO ESTAMOS RESFRIADOS?

Pessoas que fazem exercícios regularmente pegam menos resfriados do que aquelas que evitam a academia a todo custo; isto é o que sabemos. Mas algumas pessoas argumentam que, uma vez resfriado, um pouco de exercício pode acelerar a recuperação ao fortalecer o sistema imunológico, enquanto outras juram que o efeito é o oposto, drenando energia de um corpo enfraquecido e prolongando o sofrimento.

Bem, ambas as teorias estão erradas.

Cientistas que investigaram a questão descobriram reiteradas vezes que exercitar-se não exerce nenhum efeito sobre o resfriado. A maioria dos estudos foi realizado por meio do recrutamento de cobaias humanas (leia-se: estudantes universitários que precisavam de grana), do pagamento de alguns trocados e do expediente de infectá-los com rinovírus (o causador mais comum dos resfriados) e examinar como seu corpo reage ao exercício.

Numa experiência, realizada em 1998, uma equipe de pesquisadores injetou rinovírus num grupo de cinquenta estudantes, e fez parte do grupo correr, subir escadarias ou pedalar com intensidade moderada durante quarenta minutos em dias alternados, enquanto o segundo grupo permanecia relativamente sedentário.

E numa demonstração desagradável e levemente perturbadora de até onde esses pesquisadores estavam dispostos a ir em nome da ciência, coletaram e pesaram os lenços de papel usados pelos indivíduos pesquisados, o que suscita uma pequena pergunta: qual grupo deve ter levado a pior nesse estudo — estudantes universitários que se inscreveram para ser infectados com os germes de outra pessoa ou os estudantes que recolheram seus lenços de papel usados e os "analisaram"?

Esta, infelizmente, foi uma pergunta que o estudo não respondeu. Mas o que ele de fato descobriu foi o seguinte: após dez dias, o regime de exercícios nem amenizou nem piorou os sintomas do resfriado comum. Também não afetou sua duração. Diversos estudos similares realizados em outros lugares chegaram à mesma conclusão.

Em se tratando de fazer esforço quando estamos resfriados, existe uma boa regra geral. Os médicos a chamam de regra do pescoço. É seguro exercitar-se se você só tem sintomas "acima do pescoço", como nariz escorrendo, espirros ou coceira na garganta. Se seus sintomas são "abaixo do pescoço" — febre, náusea ou diarreia — é melhor repousar por alguns dias.

7
MEDICINA DA MAMÃE
Paciente, cura a ti mesmo

Você está pagando seus pecados com aquele resfriado que nunca passa, mas não está disposto a ir ao médico por causa de um probleminha de saúde tão simples. Sofreu um corte feio no braço que precisa de um bom curativo, mas insiste que não é nada sério. Uma dor de dente vem irritando-o há dois dias, mas gastar um dia de licença com um dentista está fora de cogitação.

Esses são os momentos que pedem alguma criatividade. São os momentos em que reviramos a casa inteira em desespero, quando fuçamos até o último remédio da farmacinha, vasculhamos a cozinha e sondamos os escaninhos mais ocultos da memória que guardam tudo que aprendemos quando ainda estávamos no colo da vovó, na esperança de encontrar a cura para nossa angustiante aflição.

Felizmente, há remédios que estão na categoria imediatamente abaixo da intervenção médica e acima do charlatanismo. Alguns acreditam piamente neles, a maioria os utiliza regularmente. Uísque para dor de dente, suco de amora para infecção urinária e canja de galinha para resfriado (e parece que também para alimentar a alma). E, sem dúvida, muitos remédios caseiros existem há séculos. Afinal, a que as pessoas recorriam antes do advento das receitas médicas e da penicilina?

Muitas das ervas vendidas como remédios hoje em dia, na realidade, foram trazidas pelos colonos no século XVIII especificamente por seu valor medicinal. Fala-se que as casas coloniais não podiam existir sem uma horta, pois além de fornecer o alimento, ela também servia como uma espécie de farmacinha à moda antiga. E, muito antes disso, os índios usavam de tudo, desde mandioca até folhas de chá para curar suas enfermidades.

Os remédios caseiros têm uma longa história assim como também já tiveram seus críticos. Na virada do século XIX, quando as vacinas e as novas tecnologias começaram a viabilizar a medicina moderna, as autoridades médicas começaram a questionar todo tratamento que não fosse obtido por intermédio de um médico. Veja, por exemplo, a carta a seguir, escrita por um médico e enviada para publicação numa das edições do *New York Times* em 1913.

"Todo remédio é um veneno a não ser que seja empregado de modo criterioso, e o consumidor leigo é incapaz de fazer a análise quantitativa e qualitativa, e alguns depositam a própria vida sobre o altar da ignorância. O uso dos chamados remédios caseiros deve ser muito difundido, porque uma loja de departamentos que atende basicamente a pessoas pobres recentemente anunciou uma promoção de armários de remédios — um bem de alta periculosidade na mão dos ignorantes."

É claro que essa visão está um pouquinho ultrapassada, embora levante uma boa questão. Em quais remédios bem difundidos, coroados pelo tempo, podemos confiar, e quais devemos jogar no lixo como elixires inúteis?

Nas próximas páginas, vamos falar dos aspectos científicos de uma série de alegações que dizem respeito à automedicação, esperando confirmá-las ou contestá-las.

A EQUINÁCEA PODE REALMENTE AJUDAR A COMBATER OS RESFRIADOS?

A equinácea é a joia da coroa de todas as ervas medicinais, o padrão-ouro que possui milhões de devotos. Ao todo, os norte-americanos gastam mais de 300 milhões de dólares por ano em produtos com equinácea acreditando que ela elimina resfriados e fortalece o sistema imunológico evitando futuros episódios da doença.

Mas, infelizmente, a ciência é bastante clara com relação a isso, e a equinácea, apesar das décadas de indícios circunstanciais em contrário, não é capaz de combater o resfriado uma vez instalado.

Mas o fato de ela ser capaz de ajudar a evitar futuros episódios ainda está aberto ao debate.

É seguro dizer que nenhuma erva medicinal foi estudada com tanta profundidade quanto a equinácea, principalmente por ter uma história tão longa como remédio natural. Derivada de um tipo de margarida roxa, a equinácea era usada pelos índios americanos para todo tipo de problema de saúde — tosse, garganta inflamada, hidrofobia e até picada de cobra. Provavelmente não existe um problema de saúde que alguém, em algum lugar, já não tenha tentado curar ou aliviar com essa erva. Sua reputação como remédio para o resfriado remonta ao início do século XX, quando ganhou terreno na Alemanha como tratamento para doenças respiratórias. A notícia se espalhou gradualmente, e, saltando para os dias de hoje, não é possível entrar em nenhuma loja de produtos naturais sem encontrá-la à venda como a cura do resfriado e da gripe.

Dezenas de estudos investigaram se ela realmente é capaz de fazer o que todo o mundo diz, e cada um dos estudos mais aprofundados e completos contesta seus efeitos. Entre os mais amplos e mais rigorosos, um estudo de 2005 publicado no *New England Journal of Medicine* examinou 437 pessoas que se apresentaram como voluntárias para pegar o vírus do resfriado através de gotas contaminadas aplicadas por via nasal. Alguns tomaram a equinácea em doses de 300 miligramas durante toda a semana anterior (a dose mais comumente usada pelos consumidores), alguns tomaram um placebo e outros tomaram ou a equinácea ou o placebo no momento em que foram infectados.

Durante cinco dias, os indivíduos foram segregados num hotel e cuidadosamente examinados. Os grupos da equinácea apresentaram a mesma probabilidade de pegar resfriado que os demais grupos. Não houve diferença nos sintomas nem nas secreções e nenhum aumento no nível de interleucócitos-8, proteína do sistema imunológico que muitas pessoas acreditavam ser o mecanismo por trás dos poderes de cura da equinácea.

A teoria foi por água abaixo.

Entretanto, esse estudo e outros evidentemente não fizeram o suficiente para derrubar a equinácea de seu pedestal. As empresas continuam vendendo o produto como a cura para o resfriado, e poucas pessoas estão deixando de abastecer suas farmacinhas com frascos da erva. E provavelmente nem deveriam fazê-lo. Alguns cientistas dizem que outros estudos deveriam ser realizados para examinar, por exemplo, doses maiores da erva, doses menores e formas diferenciadas do produto antes de fechar a questão. Também existem alguns indícios, originados de décadas de pesquisa, de que algumas pessoas que consomem a equinácea durante períodos longos em pequenas dosagens — não apenas quando pegam um resfriado, ou uma semana antes do contágio, mas durante meses ou anos — ficam doentes com menor frequência.

Além disso, desde que a pessoa não seja alérgica, a equinácea não faz mal algum. E também não tem o gosto desagradável de alguns xaropes para tosse.

FERIMENTOS CICATRIZAM MELHOR QUANDO PODEM RESPIRAR E FORMAR "CASCA"?

Pais e enfermeiros aplicam uma metodologia tradicional para cuidar dos pequenos cortes e arranhões que as agruras do mundo impõem à pele das crianças: limpar o machucado, estancar o sangramento e deixar que respire um pouco, exposto ao ar. E nunca, jamais, arrancar a casca, por mais que esteja coçando ou pior que seja seu aspecto.

O argumento dessa metodologia, conforme se vê nos textos médicos, é diminuir as chances de infeccionar e acelerar a cicatrização. Conforme nos dizem, esse é o modo mais seguro e eficaz para a recuperação.

No entanto, pesquisadores e dermatologistas já descobriram que o que muitas pessoas sabem sobre o tratamento de pequenos cortes e machucados é falso. A enfermeira estava errada. Seus pais estavam errados. Quem estava mesmo certo era aquele garoto que se sentava atrás de você na sala e ficava arrancando a casquinha dos machucados.

Expor um machucado ao ar para respirar é um erro terrível, pois cria um ambiente seco que promove morte celular.

Alguns estudos descobriram que quando os machucados são mantidos úmidos e cobertos, os vasos sanguíneos se regeneram mais rapidamente do que nos machucados arejados. O melhor conselho médico de hoje em dia: é melhor manter o machucado úmido e coberto por pelo menos cinco dias.

Um curativo de gaze é capaz de fazer muitas coisas. Evita a infecção, mantém o ferimento úmido e protege a área da luz do sol, que estimula a produção de pigmentos e pode provocar descoloração. Infelizmente, porém, não há evidências de que o Band-Aid dos Flintstones seja mais eficaz que os normais, apesar da preferência das crianças.

Outro erro comum que as pessoas cometem é aplicar pomadas antibióticas. Esses antibióticos podem manter o machucado úmido, mas também podem causar inchaço e uma reação alérgica chamada dermatite de contato. Vaselina pura e simples, aplicada duas vezes por dia, funciona muito bem.

E, sim, você pode mexer na casca da ferida e arrancá-la quando não houver ninguém olhando: uma pequena casca inicial ajuda a estancar o sangramento, mas se for deixada por tempo demais ela deixará uma cicatriz maior. A melhor forma de retirar a crosta é umedecê-la e removê-la lentamente, então secar a região e besuntar bem com vaselina.

"Não é bom deixar a casca ficar tempo demais porque ela aumenta a cicatriz", diz o dr. Mark D. P. Davis, professor de dermatologia da Mayo Clinic, que lida com escaras e peles sensíveis o tempo todo. "A ideia geral é essa."

É VERDADE QUE NÃO DEVEMOS DEIXAR UMA PESSOA COM LESÃO NA CABEÇA CAIR NO SONO?

Muitas pessoas acham que podem impedir que alguém entre em coma sacudindo-a e pedindo para que não caminhe na direção da luz. Sabe-se que logo depois que as pessoas sofrem uma lesão na cabeça ou qualquer coisa que altere a consciência, as pessoas a sua volta as obrigam a permanecer acordadas até que chegue o socorro, devido à crença de que ficar alerta evita o risco de entrar em coma, ou algo pior.

Parece senso comum: e se a pessoa cair no sono e nunca mais acordar? Desde que ela permaneça acordada, é possível ter certeza de que não a perdemos. Mas trata-se de uma crença que, segundo os médicos, é fruto de um equívoco.

Quando uma pessoa sofre um golpe traumático na cabeça, o cérebro dela normalmente é lesionado e incha, muitas vezes levando a uma série de sintomas — breve inconsciência, dor leve na cabeça, náusea — o que chamamos de concussão. Em geral, os sintomas desaparecem após alguns dias e não há dano permanente. Somente quando a pessoa sofre hemorragia interna na cabeça, o que é raro, existe risco de vida sério.

O dr. Philip Stieg, diretor de neurocirurgia do Hospital Presbiteriano Weill Cornell, de Nova York, explica que o medo de que uma pessoa que sofreu uma concussão ou teve sua consciência alterada possa cair no sono e nunca mais acordar tem origem num fenômeno conhecido como intervalo lúcido, no qual a pessoa parece mostrar coerência imediatamente após desmaiar mas, em seguida, entra em coma e morre.

Isso não acontece com frequência. Uma pesquisa da revista *Pediatrics*, de 2005, estudou centenas de crianças que foram examinadas após sofrer lesões na cabeça que mais tarde se mostraram fatais, e descobriu que apenas 2% tinham sido consideradas lúcidas pelos médicos antes de morrer. Cinco em cada seis, segundo os pesquisadores, eram bebês cuja capacidade ainda não estava suficientemente desenvolvida para ser avaliada com precisão.

Uma boa regra, segundo os neurologistas, é que perder a consciência é sempre algo grave. Quando alguém perde os sentidos e depois volta sentindo-se tonto, não fará a menor diferença se cair no sono. Você pode tentar erguer a pessoa e pedir que fique acordada, mas isso não irá melhorar a situação. Nesse momento, somente o atendimento médico influenciará em alguma coisa.

SUCO DE AMORA EVITA INFECÇÕES DO SISTEMA URINÁRIO?

Séculos antes de ser inventado o primeiro coquetel com vodca, o suco de amora já tinha feito sua fama — só que como remédio. Índios da América do Norte enalteciam seus poderes curativos sobre uma série de infecções desde os anos 1600. Era comum usarem emplastros com extrato de amora para tratar dos ferimentos causados por flechas envenenadas. As amoras eram uma espécie de antibiótico.

Parece que os índios sabiam mesmo o que estavam fazendo. Nas últimas duas décadas, os cientistas documentaram a existência de uma série de propriedades antibacterianas nas amoras, capazes de evitar diversas infecções, sobretudo do sistema urinário. O fato de alguém ter conseguido descobrir isso tanto tempo antes da ciência poderia significar que era apenas suposição, mas a resposta está na composição da amora.

Um estudo publicado no *New England Journal of Medicine* em 1998 mostrou que as amoras (e os mirtilos) contêm proantocianidina, substância que impede a aderência da *E. coli* nas células que revestem o sistema urinário. Três anos depois, outro estudo, publicado no *British Medical Journal*, descobriu que as mulheres que beberam suco de amora todos os dias durante seis meses tinham menor risco de infecção do sistema urinário do que aquelas no grupo de controle. Seis meses depois do término desse regime diário, as mulheres do grupo que tomou suco de amora continuavam apresentando risco mais baixo, o que levou a crer que os benefícios tinham longa duração.

Mas existem algumas limitações. Não só é necessário tomar dois copos de suco de amora todos os dias para obter esse efeito, como também pessoas que correm risco muito elevado de contrair infecções, como aquelas que sofrem de doenças de bexiga, não são beneficiadas. E embora o suco de amora tenha poderes de prevenção, não há provas de que ele seja capaz de curar uma infecção já instalada. Quando isso acontece, é preciso recorrer a antibióticos modernos, como amoxicilina ou ampicilina.

O CHÁ VERDE DIMINUI O RISCO DE CÂNCER?

Ele já foi chamado de erva que cura todos os males, capaz de ajudar a perder peso, baixar o colesterol e, de modo geral, proteger a saúde. Há décadas, lojas de produtos naturais vendem-no como um produto que beneficia saúde cardíaca há décadas. Até mesmo grandes fabricantes de refrigerantes entraram na onda e hoje vendem o produto na forma de uma bebida adocicada supostamente saudável.

Porém no que diz respeito a uma das vantagens mais citadas do consumo de chá verde, sua capacidade de combater grande variedade de cânceres, estudos demonstraram que as promessas são muitas e as evidências, poucas.

A lista de benefícios do chá verde tem origem nos polifenóis do chá — poderosos antioxidantes que, conforme já foi demonstrado por estudos, inibem o crescimento de células cancerosas nos animais. Esses sinais, entretanto, desaparecem quando os pesquisadores investigam se a descoberta também se aplica aos humanos. Os resultados, até o momento — e na melhor das hipóteses — são contraditórios.

Então, o que sabemos? Um estudo de 2001 publicado no *New England Journal of Medicine* acompanhou dez mil japoneses durante oito anos e não encontrou nenhuma relação entre a quantidade de chá verde ingerida e o índice de câncer do estômago, o tipo de câncer mais comum daquele país. Então, em 2004, um estudo a respeito do câncer de mama realizado com mais de trinta e cinco mil japonesas obteve resultados semelhantes.

Porém nem todos os estudos sobre a relação entre o consumo de chá verde e a incidência do câncer encontraram resultados negativos. Para sermos justos, alguns foram favoráveis ao chá. Uma pesquisa realizada em Los Angeles em 2003 descobriu taxas extremamente baixas de câncer de mama entre mulheres que bebiam o chá amargo regularmente. E dois outros estudos feitos na China, onde o chá verde faz parte da dieta da população, descobriram que os consumidores de chá verde apresentam índices menores de câncer no estômago, câncer no esôfago e de alterações orais pré-cancerosas. Um desses estudos descobriu que era preciso pouco mais de duas xícaras de chá verde por dia para se obter o efeito (muitas pessoas bebem essa quantidade de café sem nem se dar conta). Mas a verdade é que temos visto muito mais estudos como os do Japão, que não encontrou nenhum efeito, do que como os da China e de Los Angeles. Os indícios negativos são tantos que a FDA recentemente recusou solicitações de produtores de chá verde no sentido de incluir frases sobre o poder anticancerígeno do chá nas embalagens do produto. E os critérios da FDA nem são tão rígidos assim. Estamos falando da mesma instituição que permite que empresas de cereais digam que seus produtos de aveia com mel ou açúcar fazem bem ao coração. A questão é que, em se tratando do chá verde, explicam os técnicos da FDA, a alegação de que a bebida é capaz de evitar todos os tipos de câncer é "altamente improvável".

Mas se você é um fã do chá verde, não tema. Não há mal nenhum em consumi-lo. E até mesmo os técnicos da FDA admitem que não estão rejeitando o chá verde como substância que combate o câncer. O que eles querem, na verdade, são mais evidência antes de aprová-lo. Se algum dia ficar provado que o chá verde combate o câncer, e você for um desses naturebas que o consomem como se fosse água, poderá ficar feliz. E se isso nunca acontecer, ora, também não há problema. O que não combate o câncer engorda (ou algo parecido com isso, certo?)

PASSAS EMBEBIDAS EM GIN CURAM ARTRITE?

Qualquer um que tenha ficado acordado durante as eleições norte-americanas de 2004 pode ter notado a atenção dedicada a Teresa Heinz Kerry, a herdeira de origem moçambicana e esposa do candidato democrata à presidência John Kerry. Para alguns, ela era forte e assertiva, para outros, uma figura estranha, meio excêntrica e diferente. Mas enquanto todos esmiuçavam cada palavra que ela dizia, um dos comentários mais estranhamente polêmicos proferidos por ela aconteceu na visita que a comitiva de campanha fez a Reno, Nevada, onde ela defendeu um remédio "extremamente eficaz" para a artrite, despertando tanto o ceticismo de alguns que a ouviam quanto gestos de aprovação de outros.

"Pegue um pouco de gin e um punhado de passas brancas — e somente brancas — e deixe-as embebidas no gin durante duas semanas", ela disse. "Depois, coma nove passas por dia."

Nem é preciso dizer que isso gerou polêmica, sobretudo entre os blogueiros mais conservadores, que gostavam de pintá-la como lunática.

"Será que ela usa um ossinho de galinha para prever o futuro?", escreveu um deles no site littlegreenfootballs.com.

"Droga, só comi sete passas. Deve ser por isso que comigo não deu certo", escreveu outro crítico, com sarcasmo.

Parece que Teresa Heinz Kerr estava repetindo uma receita de remédio caseiro extremamente popular e que existe há décadas — se não há séculos. Uma pesquisa rápida revela que inúmeros livros e sites dedicados à artrite mencionam, e em muitos casos defendem, esse velho clichê como um remédio caseiro confiável. E pode ser que haja até mesmo algum apoio científico por trás disso.

Não é de surpreender que não tenham sido feitos estudos clínicos rigorosos para comprovar a eficácia das passas embebidas em gin como remédio para as dores da artrite. Existem, entretanto, alguns indícios circunstanciais de sua eficácia. Estudos já demonstraram, por exemplo, que um grupo de compostos presente nas uvas e passas, chamados proantocianidinas, apresenta um poderoso efeito anti-inflamatório, e também buscam e combatem radicais livres e outras substâncias causadoras de doenças. A artrite, é claro, é uma doença caracterizada por inflamação.

As passas também contêm enxofre que, em sua forma natural, é usado como um suplemento que ajuda no alívio da dor para quem sofre de artrite.

O dr. Steven Abramson, diretor de reumatologia do Hospital de Doenças Reumatoides da Universidade de Nova York, disse que seus pacientes falam das passas embebidas em gin o tempo todo e que ele acredita que pode haver algum fundo de verdade nisso, talvez relacionado com o resveratrol, o poderoso antioxidante que dá ao vinho tinto muitas de suas propriedades curativas.

"Temos procurado a substância que existe no vinho tinto e tentado descobrir o que ela pode fazer pelas doenças das articulações", ele diz. "O trabalho que realizo aqui no meu laboratório me faz crer que existe algo nas uvas e passas que podem ajudar na artrite — e um pouco de gin para aliviar a dor não deve ser nada mal."

Bem, existe um pequeno ponto negativo. O resveratrol é encontrado apenas na casca das uvas vermelhas, portanto o remédio não poderia ser encontrado nas passas brancas ou amarelas, que vêm das uvas claras.

Nenhum reumatologista iria endossar passas embebidas no gin como tratamento comprovado, já que, até o momento, devido a ausência de pesquisas específicas, elas realmente não tiveram essa comprovação. Mas Abramson recomenda que para quem procura uma alternativa mais segura do que os frascos de drágeas com base em ervas, comumente vendidos em lojas de produtos naturais, esta pode ser uma opção que vale a pena tentar.

Pensando bem, uma visitinha à loja de bebidas não soa nada mal.

"Se estou querendo os antioxidantes ativos das uvas, prefiro beber um vinho tinto do que comer passas", brinca Abramson. "Mas esse é o meu gosto. As pessoas têm suas preferências."

UMA DOSE DE UÍSQUE PODE CURAR DOR DE DENTE?

Se um pouco de gin ou uísque relaxa a mente e entorpece os sentidos, então por que não usá-los para aliviar uma dor de dente? Muitas pessoas, de fato, fazem exatamente isso, seguindo a velha sabedoria segundo a qual uma bebida forte, quando esfregada nas gengivas, bochechada na boca ou tomada de um só gole pode aliviar a dor de dente.

Isso tem ido uma prática comum nos Estados Unidos desde a época da Guerra Civil, quando o uísque ganhou fama de panaceia no campo de batalha. Antes do advento dos tratamentos médicos e dentários modernos, não existia anestesia, novocaína e muito menos algo que se assemelhasse à penicilina. Naquele tempo, o kit de intervenção dentária se resumia a um conjunto de alicates e uma garrafa de uísque.

Hoje, temos drogas controladas e salas de cirurgia para nos ajudar a superar os problemas mais graves. Caso seja absolutamente necessário, uma boa talagada de uísque vence a dor. Mas a maioria das pessoas que procura o dr. Johnny Walker por causa de dor de dente provavelmente acha que o álcool ali contido age como um poderoso antisséptico, matando as bactérias e limpando uma possível infecção. Dê uma boa golada, bocheche um pouco, feche a garrafa e pronto, pode esquecer o assunto. Nada de agulhas nem ninguém mexendo na sua boca com aquelas luvas de borracha.

Entretanto, não se engane. O álcool realmente combate até certo ponto as bactérias, mas não muito. Ele não vai acabar com alguma possível infecção na sua boca, e não possui nenhuma propriedade anestésica localizada. O outro problema é que uma pequena dor de dente pode ser o primeiro sinal de um problema muito mais sério, que exige tratamento dentário.

A dor pode significar que algum dos seus molares está com cárie. Ou que a polpa do seu dente e a gengiva em volta estão seriamente infeccionados. O que interessa é que adiar o tratamento pode piorar a situação.

Conforme o dr. Matthew J. Messina, porta-voz da American Dental Association, me disse muito singelamente, só um dentista pode saber o que está acontecendo de fato.

"As pessoas que buscam esse tipo de solução rápida muitas vezes têm medo de procurar o dentista", ele explicou. "Mas isso também significa que, quanto mais tempo você esperar, mais minhas mãos estarão atadas. Se lidarmos com o problema de imediato, quando ainda é simples, será bem mais fácil."

Em outras palavras, resolva logo. Não espere até que fique pior. Em muitos casos, uma dor de dente pede um antibiótico. Mas quando estamos no meio da noite e a dor é insuportável ou um bebê cujos dentinhos estão saindo precisa de alívio, então um analgésico de uso liberado pode aliviar o sofrimento até a manhã seguinte. Mantenha o uísque por perto para outros fins.

EXISTE ALGUM MODO FÁCIL DE DIAGNOSTICAR SE ALGUÉM TEVE UM DERRAME?

Não é preciso muito para enxergar os sinais indicadores de um infarto. Mas, e quanto ao derrame?

Aí é bem mais difícil. Tão difícil, aliás, que as próprias vítimas de derrame muitas vezes não se dão conta de que sofreram um episódio. Estudos mostram que, em muitos casos, vítimas de derrame — não se dando conta do que está havendo — só procuram ajuda médica horas mais tarde, tendo perdido tempo precioso. Derrames de pequeno porte, por exemplo, muitas vezes são confundidos com enxaquecas ou fadiga.

Por isso, quando passou a circular um e-mail — a versão moderna das crendices populares — dizendo que todo o mundo seria capaz de diagnosticar um derrame através de três etapas simples, a ideia pareceu útil. E por que não? Todos os anos, milhões de pessoas fazem aulas de ressuscitação cardiopulmonar para poderem ser úteis numa emergência. Aprender a diagnosticar um derrame com rapidez e eficiência poderia ser muito útil também.

Além disso, a mensagem começa de forma persuasiva, com uma história convincente sobre uma mulher chamada Susie que sobreviveu a um terrível derrame que poderia tê-la matado, tudo porque sua amiga Sherry tinha lido sobre o excelente teste das três etapas e soube aplicá-lo na hora certa.

Sherry, explicava a mensagem, soube pedir a Susie que fizesse três coisas fáceis de lembrar: sorrir, erguer ambos os braços lentamente e repetir uma frase simples. Se uma pessoa não consegue fazer alguma dessas três coisas, ela não passou no teste e deve procurar ajuda médica imediatamente, pois trata-se de um derrame. Se consegue fazer as três coisas, ela está bem.

A maioria das correntes de e-mail desse tipo citam um estudo falso ou um médico fictício. Esta, entretanto, não era falsa. A mensagem dava o crédito pelo teste a um pequeno estudo apresentado num encontro da Associação Americana de derrames, em 2003.

Mas as certezas terminam aí.

Os sintomas de um derrame podem variar muito, o que significa que o teste de três etapas só irá detectar algumas vítimas, e negligenciará outras. Um dos críticos do teste, o dr. Larry Goldstein, diretor do Centro de Derrames de Duke, ressalta que alguns dos sintomas mais comuns são problemas de visão, uma dor de cabeça incomum, dormência súbita, dificuldade motora e de locomoção — todos sintomas que ficam de fora do teste.

Quando alguém nos submete ao teste das três etapas para verificar se está sofrendo um derrame, equivale a ler um outdoor para saber se a pessoa é míope. Mesmo que passemos no teste, não significa que estamos bem.

"O perigo é que alguém possa sofrer alteração súbitas em suas faculdades neurológicas que são negligenciadas porque não estão entre os três elementos contemplados no teste", advertiu Goldstein.

É por isso que a Associação Americana de Derrames se manifestou dizendo que não endossa o teste. Se você suspeita que alguém sofreu um derrame, chame socorro o mais rápido possível. Um atendimento médico rápido, e não um teste de três etapas, é a única coisa que poderá ajudar.

A INGESTÃO DE ANTIOXIDANTES MANTÉM O CORAÇÃO SAUDÁVEL?

No início dos anos 1980, cientistas que estudam doenças cardíacas descobriram algo que parecia um avanço extraordinário.

Os países que tinham as taxas mais elevadas desse tipo de doença, eles observaram, também costumavam apresentar deficiência em selênio, um elemento fotossensível com forte propriedade antioxidante. Nenhum país parecia ilustrar isso de modo mais claro do que a Finlândia, onde estudos realizados em dezenas de milhares de cidadãos concluíram que os baixos níveis de selênio na dieta eram os responsáveis por cerca de 22% das mortes por infarto no país.

Uma região da Finlândia, uma área rural e gelada situada na fronteira com a Rússia, chamada Karelia do Norte, tinha a taxa de mortalidade por infarto mais elevada do mundo. Não era visto como coincidência o fato de seus habitantes também apresentarem um dos níveis de selênio mais baixos do mundo em seu organismo.

A notícia sobre a possível relação entre o selênio e doenças cardíacas disseminou a ideia de que suplementos de selênio poderiam evitar esse problema de saúde, ou talvez tratá-lo. Alguns legisladores da Finlândia chegaram a pôr em vigor uma lei exigindo que o selênio fosse posto no solo e nas plantações, e isso levou a esforços semelhantes da parte de agentes de saúde e legisladores em outros países.

No entanto hoje, duas décadas depois, está cada vez mais parecendo que o poder do selênio foi superestimado, e quem o tem em suas farmacinhas pode ter de reconsiderar. Diversos estudos acabaram minando a ideia de que o selênio possui a capacidade de combater doenças cardíacas. Um amplo estudo publicado no *American Journal of Epidemiology*, em 2006, parece ter colocado um ponto final na questão.

Esse estudo acompanhou mais de mil norte-americanos adultos durante sete anos e meio, alguns dos quais tomaram 200 microgramas de selênio diariamente enquanto outros receberam um placebo. Depois de recolher amostras de sangue duas vezes por ano, e de fazer o controle com relação aos hábitos de saúde, histórico e outros fatores, ficou claro que o selênio não tinha efeito algum sobre o risco de desenvolver doenças cardíacas, ou de morte por essa causa. E ainda tem mais. Outros estudos descobriram que mesmo combinando o selênio com outros suplementos de efeito antioxidante, como a vitamina E, havia pouco ou nenhum efeito sobre as doenças cardíacas.

As notícias, porém, não foram todas negativas. Estudos descobriram que as pessoas que tomam selênio apresentam taxas mais baixas de câncer colorretal, de próstata e de pulmão do que aquelas que não tomaram. As descobertas foram amplamente debatidas, mas sem dúvida existe a promessa.

Quanto aos finlandeses de coração fraco da Karelia do Norte — que a maioria conhece hoje em dia como a terra da Nokia — desde que o solo deles foi enriquecido com selênio, a taxa de pessoas que morrem devido a doenças cardíacas desabou. A maioria dos cientistas, entretanto, acha que isso tem mais a ver com a campanha maciça, sem precedentes, de conscientização que as autoridades de saúde do país lançaram nos anos 1970 e que prosseguiu até 1990.

Essa campanha incentivava as pessoas a cortar seu consumo alto de gorduras saturadas, sal, carne vermelha e açúcar, que era extremamente alto, e a consumir mais frutas, verduras e legumes em suas refeições, que consistia basicamente em salsicha e laticínios extremamente gordurosos. Conforme um agente de saúde relatou na revista *New Scientist*, antes da campanha de saúde, a maioria dos finlandeses não considerava alimentos de origem vegetal comestíveis. Para eles, frutas, verduras e legumes eram apenas "ração para animais".

TOSSIR DURANTE UM INFARTO PODE MANTER A VÍTIMA VIVA?

Muitas pessoas sabem fazer ressuscitação cardiopulmonar para salvar a vida de alguém que sofreu uma parada cardíaca. Mas e se for *você* que estiver precisando de ressuscitação cardiopulmonar e não houver ninguém por perto?

"O que fazer?", perguntava um e-mail que circulou por toda a internet, sem identificação do autor. "Você aprendeu a fazer a ressuscitação cardiopulmonar, mas o instrutor não ensinou a fazê-la em si mesmo."

De acordo com esse e-mail, se você sentir fortes dores se irradiando do peito e a tonteira que muitas vezes sinaliza o infarto, é possível manter-se consciente respirando profundamente e tossindo com vigor. Isso supostamente aumentaria o nível de oxigenação e comprimiria o coração, fazendo o sangue circular. "A pressão sobre o coração também o ajudará a recuperar a frequência cardíaca normal", dizia a mensagem. "Desse modo, as vítimas de infarto podem alcançar o telefone e, entre uma respiração e outra, conseguir socorro."

Não caia nessa. Como a maioria dos conselhos médicos mais tentadores que nos chegam por e-mail, a ideia de que é possível retardar o avanço de um infarto tossindo é falsa. Na verdade, isso poderá piorar seu estado.

Seja quem for que tenha dado início a essa corrente, confundiu o fato de que, às vezes, durante um angiograma, se pede que as pessoas tussam com força quando apresentam súbitas alterações da frequência cardíaca. É verdade, tossir com vigor pode ajudar uma pessoa que está prestes a desmaiar — um dos sinais de ataque cardíaco — a manter a consciência até a chegada do atendimento médico.

Mas isso é tão perigoso que só é feito quando a pessoa está sob supervisão médica. E no caso de uma pessoa que esteja sofrendo um ataque cardíaco que não resulte em parada cardíaca, tossir pode na verdade acelerar o processo e atrasar o tratamento. Como o cidadão médio não sabe diferenciar uma coisa da outra, a Associação Norte-americana de Cardiologia e outros especialistas nessa área pedem encarecidamente que as pessoas não utilizem essa técnica, em casa ou em qualquer outro lugar (a não ser, é claro, no hospital, se o seu médico recomendar).

Uma pequena nota: um estudo publicado em 1998 de fato observou que essa técnica poderia ser útil no caso de pessoas portadoras de um raro problema conhecido como síndrome de Stokes-Adams, que provoca arritmias cardíacas e desmaios frequentes. Mas nos casos comuns, é melhor adotar a técnica comprovada: chame o socorro e tome uma aspirina — rápido.

MANCHAS BRANCAS NAS UNHAS SÃO SINAL DE DEFICIÊNCIA DE CÁLCIO?

Enquanto escrevo este artigo, o frasco de pílulas de cálcio que tenho em cima da mesa está me espiando. Há cerca de quinze anos, quando notei pela primeira vez essas manchas brancas nas minhas unhas e comecei a pensar sobre elas, meu irmão mais velho me convenceu de que eram um sinal de deficiência de cálcio. De onde ele tirou isso, eu não faço ideia, mas parece ser uma crença comum. Eu acreditei e, graças a ele, passei a vida achando que precisava de mais cálcio na dieta.

Somente quando investiguei a literatura científica num acesso de curiosidade em causa própria (até que ponto o corpo precisa de mais leite?) me dei conta de que tinha sido enganado. Mas, pelo visto, muita gente olhou para suas unhas em algum momento e se perguntou por que havia aquela área branca ali. O fenômeno é comum o suficiente para que os dermatologistas tenham um nome tão sinistro para ela que, mantendo a tradição médica, também é impronunciável: leuconiquia puntiforme. Tradução: "manchas brancas".

Então, o que elas são? Com frequência, a leuconiquia é causada por trauma moderado na base do leito da unha, normalmente por causa de uma batida ou choque sobre a unha. Ter os dedos esmagados na porta de um carro é um modo praticamente certo de conseguir isso. Uma manicure menos delicada que faça muita pressão sobre suas unhas, uma reação alérgica a esmaltes e infecções bacterianas ou por fungos também podem ser as causas. O fato de que acidentes e manicures são causas frequentes dessas manchas pode explicar por que são vistas mais frequentemente em mulheres e crianças (dois grupos com tendência a se preocupar com os níveis de cálcio).

A coloração branca que vemos normalmente se deve a uma dentre duas coisas: ar aprisionado ou falha estrutural na unha. Leva mais de oito meses para que uma unha se renove por inteiro, portanto, se você vir uma mancha branca no meio da sua unha, isso significa que a lesão aconteceu nos últimos quatro meses.

Essas manchas não são exclusivas das unhas das mãos. Também podem aparecer nas unhas dos pés, algo que os corredores, cujos pés são maltratados, provavelmente já notaram. Embora essas manchas sejam em geral inofensivas, podem ser um sinal de alguma doença mais séria, especialmente se a unha ficar completamente branca. Entre os problemas que as manchas podem sinalizar estão doença do fígado, febre tifoide, deficiência de zinco e gota.

Mas se você realmente teve alguma dessas doenças, provavelmente soube disso muito antes de as manchas brancas aparecerem.

BEBER LEITE DEIXA A PESSOA FLEUMÁTICA?

Pensando hoje, talvez meu irmão mais velho estivesse tirando uma com a minha cara. Porque quando eu tinha seis anos, ele também me incutiu uma profunda desconfiança em relação ao leite — exatamente aquilo que supostamente curaria as manchas brancas da minha unha. Ele me disse que beber leite me faria produzir mais muco, e que beber demais poderia fazer com que eu me sufocasse com minha própria fleuma.

Ele estava errado quanto a esta última parte.

Mas e quanto à primeira? A maioria das pessoas aprende desde a infância que o leite provoca excesso de muco e portanto deve ser evitado durante um resfriado, sobretudo se a pessoa sofre de asma. Aliás, a crença de que o leite aumenta a produção de muco remonta ao lendário rabino, filósofo e médico do século XII, Moisés Maimônides, que escreveu sobre isso em seu *Tratado sobre a asma*. Maimônides foi extremamente perspicaz. No mesmo livro, ele preconizou um rápido remédio caseiro para resfriados do qual você já deve ter ouvido falar: canja de galinha. (Falaremos sobre o assunto a seguir.)

Repetido por gerações de pais e irmãos mais velhos, a ligação entre o leite e o muco hoje é considerada parte do senso comum. Além de completamente equivocada. Uma investigação científica mostra que essa relação é basicamente ilusória. O que pode parecer um aumento no muco após o consumo do leite é apenas um leve adensamento da saliva.

Numa obstinada e levemente bizarra tentativa de desfazer de uma vez por toda esse mito, uma heroica equipe de pesquisadores australianos fez um estudo no qual pesaram a secreção nasal de dezenas de pessoas que se voluntariaram para ser inoculadas com o vírus do resfriado. Durante dez dias, os cientistas as monitoraram, acompanhando o volume de leite que tinham tomado e quanto de muco elas produziam. Não descobriram nenhuma ligação entre o consumo de leite, a quantidade de secreção nasal e a congestão.

Porém, como toda grande questão com que os cientistas se deparam, esta não podia ser decidida com um único estudo. Portanto, foi feita uma nova pesquisa que decidiu comparar a produção de muco de diversas pessoas após o consumo de um copo de leite ou de um placebo não lácteo preparado para ter o sabor de leite. Em cada um dos casos, não houve diferença na produção de muco. Outros estudos que investigaram se os asmáticos ou pessoas com resfriado produziam mais muco depois de um copo de leite também não constataram nenhuma diferença.

O dr. Allen J. Dozor, um experiente pesquisador da asma que está na linha de frente desse trabalho e, como pediatra, provavelmente já enfrentou todo tipo de secreções nojentas, disse que está claro que a alegação é totalmente sem fundamento. Para uma porcentagem extremamente reduzida de pessoas com alergia a uma proteína presente no leite de vaca, existe uma pequena possibilidade de que o consumo de leite aumente sua produção de muco. Mas para a maioria das pessoas, o leite não causa nenhuma alteração na produção de muco, e não é preciso suspender seu consumo durante um resfriado ou outra doença.

CANJA DE GALINHA REALMENTE AJUDA A COMBATER RESFRIADOS?

Como nossa mãe ficaria contente se ficasse sabendo que a canja de galinha é tudo aquilo que dizem. As mães servem tigelas quentinhas da "penicilina judaica" para crianças de nariz entupido desde que Maimônides proclamou que um belo prato "fazia muito bem para as pessoas, mas era péssimo para as galinhas". Mas se Maimônides estava errado sobre o leite e o muco, como é que fica essa ideia sobre a canja de galinha oitocentos anos depois?

Pelo visto, por um período semelhante àquele em que a ideia vem circulando, os cientistas têm tentado descobrir se as mães e Maimônides estavam certas. Na busca pela verdade, os cientistas, munidos de seus microscópios, estudaram diversos tipos de canjas, analisaram inúmeras misturas, observaram seus efeitos sobre corajosos, porém abatidos, voluntários e chegaram até mesmo a tentar chegar a uma receita perfeita de canja de galinha que combatesse os resfriados. E, até agora, todos chegaram à mesma conclusão: canja de galinha funciona mesmo.

A busca começou em 1978, quando os cientistas do Centro Médico do Monte Sinai, em Miami Beach, publicaram um estudo que descobriu que a canja de galinha eliminava a congestão e o entupimento da vias aéreas com mais eficiência do que água quente ou fria. Chegaram a essa conclusão após notar que um dos sintomas chave dos resfriados, a coriza, não é provocada pelo vírus em si, mas pelo sistema imunológico. A coriza é a forma que o organismo tem de expulsar o invasor; é a nossa defesa. Sendo assim, os cientistas viram que ao medir o "ritmo de expulsão do muco nasal", poderiam avaliar a eficácia de diversos tratamentos: um ritmo mais elevado de expulsão do muco (ou seja, de remoção do patógeno) significava um tratamento mais eficaz.

Os cientistas descobriram que os voluntários que bebiam água quente apresentavam um aumento nesse ritmo maior do que o apresentado pelos voluntários que bebiam água fria, e que quem consumia canja de galinha apresentava o ritmo mais acelerado dentre todos. Novas evidências vieram anos mais tarde quando outros cientistas mostraram que a proteína presente na galinha contém um aminoácido chamado cisteína. A cisteína é quimicamente semelhante à acetilcisteína, composto que dissolve o muco dos pulmões, permitindo que possa ser expectorado com mais facilidade.

No entanto, nem todas as canjas são iguais. As mães, sem dúvida, fazem as melhores, como todos os filhos e filhas podem atestar. Mesmo assim, hoje em dia a maioria das pessoas recorre aos supermercados e mercearias, não à mamãe, para se abastecer da canja que vai ajudá-las a combater a congestão, os espirros e a garganta inflamada. Às vezes não dá para saber o que estamos comprando.

Motivo pelo qual, em 2000, um grupo de cientistas se prontificou não só a mostrar que a canja de galinha poderia aliviar o resfriado (já que a replicação, como se diz, é a base da boa ciência), mas também a descobrir exatamente que tipos e variedades de canja são mais eficazes. Como se isso não fosse engraçado o suficiente para um estudo científico tão sério, cujos resultados foram publicados na importante publicação *Chest*, os cientistas também forneceram uma receita detalhada da canja que eles utilizaram.

Nesse estudo, eles testaram 19 amostras de receitas de canja e descobriram em testes de laboratório que ela eliminava os glóbulos brancos da inflamação (neutrófilos) que produzem a tosse, a congestão, a indisposição e outros sintomas comuns do resfriado. Melhor ainda, essa canja funcionava mesmo depois de ser bastante diluída.

"O estudo atual", escreveram os cientistas, "indica que a canja de galinha pode conter uma série de substâncias com efeito medicinal benéfico. Um efeito anti-inflamatório brando pode ser o mecanismo pelo qual a canja pode levar ao abrandamento das infecções sintomáticas do sistema respiratório superior."

Eles testaram também cerca de 12 canjas compradas em lojas. Todas, menos uma, tinham propriedades de combate ao resfriado. A canja da marca Campbell funcionava bem, como as da Progresso, Lipton e muitas outras. A única exceção foi a que incluía miojo.

Grande surpresa.

Ainda mais importante, eles divulgaram a tal receita caseira (a que foi testada no estudo), fornecida por Celia Fleisher, a avó de um dos autores do estudo.

Portanto, aqui está ela, a primeira receita de canja de galinha cientificamente aprovada. Ela levou cerca de um milênio de conjecturas e experiências científicas para ser produzida. Bom apetite.

2,5 a 3 kg de galinha cozida ou assada
1 pacote de asas de galinha
3 cebolas grandes
1 batata doce grande
3 pastinacas

2 nabos
11 a 12 cenouras grandes
5 a 6 talos de aipo
1 punhado de salsa
sal e pimenta a gosto

Ponha a galinha numa panela grande com água e ferva. Acrescente as asas de galinha, a cebola, a batata doce, a pastinaca, o nabo e a cenoura. Ferva por cerca de 90 minutos, retirando a gordura que se acumula na superfície. Acrescente o aipo e a salsa. Cozinhe a mistura por mais 45 minutos. Retire a galinha, que já não é necessária para a canja. (A carne dá uma ótima receita à parmegiana). Ponha os vegetais num processador de alimentos até reduzi-los a papa ou passe por um coador. Acrescente sal e pimenta a gosto.

Sirva para a criança resfriada.

8
MAUS HÁBITOS
Estresse por pequenos (e grandes) motivos

Se existe uma característica que une todas as crianças do mundo, são os maus hábitos.

Você pode ter roído as unhas, ter gostado de tirar meleca ou de chupar o dedo. Mas é provável que, quando criança, tenha feito algo que não deveria — não só diversas vezes por dia, mas todos os dias.

E se você é como eu, a única coisa que interrompeu esse hábito foi o ocasional e inesperado cascudo que recebeu na cabeça seguido do bordão materno: "Não faça isso!"

Todas as mães tentam nos fazer largar os maus hábitos usando uma dentre duas justificativas: o hábito é irritante, como respirar pela boca, o que faz a criança parecer um peixinho de aquário, ou é algo que nos prejudicaria para o resto da vida, como chupar o dedo, o que, segundo nossa mãe, poderia nos deixar dentuços. E, em alguns casos, como quando estalávamos os dedos — o que, além de produzir um barulhinho chato, prejudicava as articulações —, eram as duas juntas.

Não obstante, quando crianças, podíamos ignorar essas advertências e continuar com nossos hábitos nocivos, felizes em nossa ignorância infantil. Os assustadores efeitos colaterais com os quais nossas mães se preocupavam — não importavam! Que criança de doze anos se preocupa com dentes acavalados ou problemas nas articulações quando ficarem velhas?

Por que fazíamos todas essas coisas sem sentido, afinal? Alguns queriam provocar os pais, entretanto muitos dos hábitos que não conseguíamos evitar eram inatos, comportamentos que adotávamos porque nos eram agradáveis. Em alguns casos são até mesmo essenciais para a sobrevivência. Chupar o dedo, por exemplo. As crianças fazem isso porque se sentem bem, o que acaba se tornando um mecanismo para aliviar a ansiedade, embora seja também um ato tão instintivo que bebês já foram flagrados em ultrassonografias chupando seus polegares antes mesmo do nascimento. Considerando que os bebês retiram todo seu sustento do leite materno, faz sentido. E a maioria das pessoas preserva esse hábito, de alguma forma, durante toda a vida. Fumar, comer coisinhas ao longo do dia e mascar chiclete, tudo isso é considerado uma extensão do reflexo de sucção. Não é de admirar que metade dos bebês, se fosse largado à própria sorte, chuparia os dedos durante horas a fio, quer acordado ou dormindo.

Existe até mesmo uma área do cérebro, chamada gânglio basal, que é fundamental para o aprendizado dos hábitos, vícios e certos procedimentos. Para quem chupa o dedo, basta a visão do polegar para ativar esse circuito e pôr em movimento o processo que leva ao desejo de pôr o hábito em prática. O mesmo vale para estalar os dedos e outras manias. Esse circuito cerebral é de difícil reprogramação, o que explica por que tantas crianças insistem nos maus hábitos apesar da insistência dos pais. Mas, agora que somos adultos, as coisas são diferentes. Todos os efeitos nocivos dos quais nos advertiram parecem muito mais próximos de retornar para nos assombrar. De repente, a artrite não parece uma ameaça tão distante. Dentre as pessoas que conheço, aquelas que estalam os dedos parecem considerar esse destino como inevitável. Portanto, com o que devemos de fato nos preocupar?

ESTALAR OS DEDOS CAUSA ARTRITE?

Como o toque de um celular no teatro ou o arrastar das unhas na lousa, o som de dedos estalando pode levar algumas pessoas à loucura. Também pode trazer consequências para a pessoa que estala os dedos, embora a artrite não seja uma delas.

Durante muitos anos, os pais têm dito a seus filhos que mais tarde eles se arrependerão de ficar estalando os dedos. A se julgar pelo número de adultos que não consegue evitar esse hábito, fica claro que a maioria das crianças não tem "artrite nas mãos" como uma de suas maiores preocupações na vida, vindo logo em seguida de ser o último a ser escolhido para entrar no time durante a aula de educação física.

Ora, as pesquisas mostram que uma grande porcentagem de pessoas que sofre de artrite atribui o problema, pelo menos em parte, a terem passado a vida inteira estalando os dedos das mãos, dos pés e, de modo geral, terem feito com suas articulações coisas que fariam seus pais fazerem uma careta.

Vamos lhes contar, entretanto, o que realmente acontece. O estalo audível de um dedo estalado é provocado pelo líquido sinovial, o denso lubrificante que envolve todas as articulações. Quando você estica ou torce os dedos para trás, os ossos da articulação se afastam, criando um área de baixa pressão que forma uma bolha. Essa bolha não estoura, como a maioria das pessoas suspeita. Ela implode, ou entre em colapso sobre si mesma como uma estrela sem combustível contraindo-se para tornar-se um buraco negro, fazendo com que o líquido sinovial se feche sobre si mesmo.

Quando essa bolha se desfaz, uma menor é formada em seu lugar. Durante cerca de dez minutos, ela permanece por ali enquanto o gás é completamente reabsorvido pelo líquido sinovial. Durante todo esse tempo, ficar puxando seu dedo fará com que essa pequena bolha se expanda um pouco, mas ela não irá estalar — o que, aliás, é o motivo pelo qual um articulação não pode ser estalada mais de uma vez durante um período de alguns minutos.

O ruído que ouvimos quando a bolha grande implode pode incomodar, mas não é algo tão ruim quanto soa. Há estudos que confirmam isso. Um dos maiores foi publicado na *Annals of the Rheumatic Diseases* e examinou trezentas pessoas saudáveis acima de 45 anos, das quais aproximadamente um quarto cultivava o hábito de estalar os dedos.

O índice de artrite das mãos era semelhante nos dois grupos, embora aqueles que estalavam os dedos, em média, tivessem a força das mãos reduzida. Estalar os dedos também mostrou uma alta relação com inchaço das mãos, práticas de trabalhos manuais, tabagismo e consumo de álcool. Um estudo de menor porte publicado no *Western Journal of Medicine* chegou a resultados semelhantes.

Se você notou, pelas descobertas que mencionamos, que o trabalho manual era comum entre as pessoas com menos força nas mãos e que estalavam os dedos e se perguntou se isso pode ter tido algum efeito sobre os resultados, não se preocupe. Os pesquisadores estão bastante seguros de que o trabalho manual não é um dos fatores que contam em suas descobertas. Se fosse, então as pessoas que têm o hábito de estalar os dedos também apresentariam maiores taxas de cirurgias, traumas e outros problemas nas mãos do que aquelas que seguiram os conselhos dos pais e pararam de estalar os dedos. Mas isso não acontece.

Caso encerrado. Parece que os pais vão precisar de outro mito para fazer seus filhos pararem de estalar os dedos.

SENTAR NUMA POSTURA BEM ERETO FAZ MESMO BEM PARA A COLUNA?

Sente-se direito, os pais dizem para os filhos. É algo bastante comum de se ouvir, baseado na teoria segundo a qual qualquer outra postura que não corresponda aos noventa graus irá forçar a coluna.

Embora seja tão antigo, esse conselho não procede. Os pais podem insistir que sentar com as coxas paralelas ao chão é a melhor postura, mas uma longa lista de estudos já mostrou que essa posição aumenta o estresse sobre os discos lombares na base da coluna.

Trinta anos atrás, os cientistas demonstraram esse fato pela primeira vez inserindo agulhas nas costas de voluntários e medindo a pressão gerada quando eles se sentavam nas mais diversas posições. Os pesquisadores descobriram que a posição reclinada é a ideal, pois exerce a menor pressão sobre as costas e minimiza a pressão que poder causar problemas na coluna. Desde então, diversos estudos confirmaram a descoberta.

Porém foi somente em 2006 que os cientistas obtiveram uma evidência visual direta. Num estudo que fez uso de novos aparelhos de ressonância magnética que permitem que as pessoas fiquem sentadas em vez de deitadas, uma equipe de pesquisadores da Universidade de Aberdeen, na Escócia, examinou 22 voluntários que se sentaram em três posições. As duas primeiras, onde os pesquisados ficavam eretos e com o corpo curvado para frente, produziam o maior movimento dos discos vertebrais, fazendo com que o material interno do disco se desalinhasse. A terceira posição, na qual os pesquisados se reclinavam num ângulo de 135 graus com as plantas dos pés por inteiro sobre o chão, produzia a menor carga.

Você pode notar que toda vez que tenta se sentar ereto com as costas perfeitamente retas, é difícil manter-se na posição por muito tempo. Isso acontece devido ao fato desta não ser uma posição natural para se sentar. A melhor posição para as cotas é, basicamente, aquela em que você ficaria se estivesse reclinado numa "poltrona do vovô". A não ser que trabalhe na praia testando bronzeadores, essa não é uma posição que você pode adotar no trabalho, embora qualquer posição na qual seja possível se reclinar para trás, abrindo deste modo o ângulo entre as coxas e a coluna, é preferível a se sentar ereto.

Portanto, repetimos, esqueça o que seus pais diziam. Esqueça essa história de sentar-se direito — recline-se o quanto quiser.

MANTER A CARTEIRA NO BOLSO TRASEIRO DA CALÇA PODE GERAR DOR CIÁTICA?

Num episódio de *Seinfeld*, George Costanza precisa de uma cara poltrona de massagem para aliviar a dor que adquiriu ao carregar uma pesada carteira no bolso traseiro da calça. A certa altura, sentado no restaurante Monk's, George está tão inclinado que parece a torre de Pisa.

"Olhe para você", Jerry lhe diz. "Está com um arquivo de aço ocupando metade da sua bunda."

Mas será que fora do mundo surreal de *Seinfeld* uma dor ciática pode ser causada por uma carteira?

Embora a maioria das pessoas considere uma carteira lotada de cartões de visita e pedaços de papel um problema mais estético do que de saúde, se você costuma carregar uma assim no bolso de trás da calça, pode ser boa ideia incluir na sua carteira o número de um bom especialista em coluna, porque a teoria é verdadeira.

O fenômeno foi descrito pela primeira vez em 1966 num artigo do *New England Journal of Medicine*, bem na época em que os cartões de crédito estavam começando a se proliferar. O relato falava de um advogado que sofria de dores na perna esquerda, não muito longe do local onde mantinha uma carteira que nos três últimos anos viera ficando cada vez mais cheia de cartões.

"Recentemente, ele percebeu que tirar a carteira do bolso esquerdo da calça trazia alívio, e recolocar o grosso volume fazia que os sintomas voltassem a surgir", dizia o relato médico.

O problema desse paciente foi descrito como "cartão de credite". Infelizmente, o termo nunca pegou entre os diagnósticos médicos, mas inúmeros relatos de casos semelhantes se seguiram, e os médicos dizem que o problema tem se tornado cada vez mais comum nas últimas décadas. A ocupação parece exercer um papel preponderante. Pessoas cujos empregos são basicamente sedentários — funcionários em escritórios, caminhoneiros que percorrem longas distâncias, taxistas, telefonistas etc. — correm risco maior.

A instalação do problema é gradual, causada não apenas pela carteira, mas por qualquer objeto que exerça pressão sobre o músculo piriforme, localizado na nádega, que está ligado ao nervo ciático, que desce pela perna. Com o passar do tempo, a pessoa sentirá uma dor se irradiando da coluna para a região da cintura.

"Tive de mandar um paciente com dor nas costas retirar pelo menos vinte anos de dados armazenados em sua carteira", disse o dr. Gerard P. Varlotta, da Escola de Medicina da Universidade de Nova York.

As carteiras não são as únicas culpadas. De acordo com a literatura médica, um homem adquiriu o problema por carregar um monte de lenços no bolso de trás da calça na época da febre do feno. Outro por manter bolas de golfe no bolso de trás durante as partidas.

Felizmente, ao contrário diferentemente de muitos outros problemas de coluna, este possui uma solução rápida e simples. Os médicos a chamam de "carteiroctomia".

O CONSUMO DE CAFÉ PODE PREJUDICAR O CRESCIMENTO DAS CRIANÇAS?

Além do excesso de agitação, insônia e da perspectiva de pegar uma enorme fila no Starbucks todas as manhãs, a várias gerações as crianças têm outro motivo para não tomar café: a bebida prejudica o crescimento. O único problema, ao que parece, é que após décadas de pesquisa sobre os efeitos fisiológicos do consumo de café, os cientistas ainda não descobriram nenhuma evidência de que o café tem algum efeito sobre a estatura.

Os que estudaram a questão poderiam se dedicar a uma outra que parece bem mais urgente: por que diabos as crianças estão bebendo café, afinal? Vivemos num mundo de pessoas tão neuróticas que até mesmo bebês de colo têm de começar o dia com uma xícara de energético? Eles não podem acordar com um copo de leite, como fazíamos quando éramos crianças? Um dos estudos que investigou os efeitos do café sobre os jovens incluiu um grupo grande de crianças na América Central, algumas com seis anos, que bebiam até 200 ml de café todos os dias.

Essa questão, entretanto, fica para outro dia. Os pais que insistem em deixar seus filhos tomarem café de vez em quando pelo menos podem ter certeza de que não estão prejudicando o crescimento deles. (E, conforme já vimos antes, pessoas altas, de acordo com os cientistas, são vistas como mais inteligentes, bonitas e simpáticas, por isso não se trata de uma preocupação inócua.)

A forma como as pessoas começaram a acreditar que o café inibe o crescimento não está inteiramente claro. Mas os cientistas acreditam que tenha algo a ver com a cafeína que, durante muitos anos, foi considerada um fator de risco para osteoporose. Essa preocupação teve origem em antigos estudos que associaram um elevado consumo de bebidas com cafeína a uma reduzida massa óssea. Pesquisas mais recentes, entretanto levam a crer que se existe esse tipo de efeito, ele é não só muito pequeno como também facilmente compensado quando o consumo de cálcio na dieta é adequado.

Existe ainda outra explicação para essa associação. De acordo com um estudo realizado pelo dr. Robert P. Heaney, especialista em cálcio da Universidade de Creighton, de Omaha, no Nebrasca, grande parte da pesquisa que relacionou o consumo de cafeína com massa óssea reduzida foi realizada em pessoas cujas dietas eram pobres em leite e outras fontes de cálcio — exatamente porque elas bebiam tanto café e refrigerantes cheios de cafeína.

Portanto, não é que bebidas com cafeína roubem o cálcio do organismo, mas sim que, no caso de algumas pessoas, elas acabam tomando o lugar de outras bebidas que *forneceriam* cálcio.

Num estudo relacionado, cientistas acompanharam 81 adolescentes durante seis anos e descobriram que aqueles que tinham consumido doses diárias de cafeína mais elevadas não apresentavam diferença no ganho ósseo ou na densidade dos ossos ao final do estudo, em comparação com aqueles que tinham consumido os menores níveis. Nada foi dito, porém, sobre o efeito da cafeína no grau de atividade deles durante o recreio.

USAR TRANÇA, RABO-DE-CAVALO MUITO APERTADO OU CHAPÉU CAUSA QUEDA DE CABELO?

Começa com aqueles tufos de cabelo que vão se acumulando sobre o ralo. Depois de um tempo, você já não consegue tomar banho sem ficar olhando para baixo para espiá-los e começa a usar boné para proteger seu cabelo das agruras do dia a dia, mas os tufos de cabelo no ralo vão ficando ainda maiores. O que fazer?

Dar-se conta de que o seu cabelo está lentamente sumindo é tão bacana para algumas pessoas quanto sofrer um infarto. Em alguns casos, uma coisa pode inclusive levar à outra. Porém, para muitas pessoas, a perda de cabelo é um problema que, como um derrame, pode ser evitado. Embora muitas pessoas não pensem duas vezes em gastar quantias astronômicas em visitas ao salão ou com produtos capilares de última geração, raramente paramos para pensar que alguns dos penteados que usamos podem ter um custo extra.

E não apenas o custo dos impostos. Rabos de cavalo, coques, trancinhas africanas, e outros estilos de penteado — para não falar de bonés de todos os tipos e times possíveis — podem repuxar o couro cabeludo por períodos prolongados e provocar perda capilar irreversível, problema que os médicos chama de alopecia por tração. Já notou como Andre Agassi sempre usou bonés e ficou careca rapidamente? Pode ter sido coincidência, mas o boné, sem dúvida, não o ajudou.

Não há estatísticas sobre quantas pessoas sofrem perda capilar por causa do que fazem ou põem no cabelo, mas o problema é mais comum nas mulheres e crianças. Também é especialmente comum entre os indonésios e afro-americanos, grupos mais propensos a usar alisantes químicos e a trançar o cabelo. Anos atrás, isso era um flagelo comum entre as enfermeiras, que muitas vezes usavam grampos para prender o chapéu ao couro cabeludo durante horas seguidas. Um estudo do *International Journal of Dermatology* examinou as enfermeiras e descobriu que algumas tinham sofrido perda capilar exatamente no ponto onde usavam os grampos.

Na origem da alopecia por tração está uma tensão excessiva sobre o couro cabeludo. Os primeiros sinais são folículos inflamados, pele grossa ou escamosa, e, em alguns casos, pequenas pústulas. Com o tempo, é possível notar uma grande quantidade de falhas no couro cabeludo. O cabelo, em vez de comprido e espesso, ficará curto e fino — especialmente nos pontos onde usou-se coques e tranças ou foi exercida pressão sobre o couro cabeludo.

A calvície acontece se o problema é ignorado por muito tempo. Mas, se detectado cedo, pode ser revertido ou evitado por completo com a limitação do uso de rolos apertados e alisadores químicos. Evitar o uso de coisas que possam tensionar o couro cabeludo também ajuda.

CRUZAR AS PERNAS PROVOCA VARIZES?

Não é sempre que uma crendice popular inspira um movimento nacional. Porém, nos anos 1990, uma empresa que produz suplementos alimentares deu início a uma campanha — a "Grande Cruzada Americana" — para fazer as mulheres pararem de cruzar as pernas durante um dia, dizendo que o hábito contribuía para a má circulação e a formação de varizes. Para reforçar esse objetivo, dezenas de integrantes da Hot Flashes Dance Troupe[8] tomaram de assalto a Columbus Circle, na cidade de Nova York, numa tarde quente

---

[8] Famoso grupo de dança moderna. (*N. do R.*)

de primavera, fazendo um número de sapateado que incluía movimentos com as pernas num esforço extravagante para chamar atenção para a causa.

Foi uma tremenda exibição. E um nobre esforço, talvez, embora com uma pequena falha: mais de 12 grandes estudos que investigaram os fatores de risco para varizes não identificaram o hábito de cruzar as pernas entre eles.

Isso pode ser um choque para a mulher que se lembra do velho ditado sobre nunca cruzar as pernas à mesa de jantar. Maus modos? Sem dúvida. Mas um mau hábito? Não, apesar do consenso de que a recomendação tem mais a ver com o receio de desenvolver varizes do que qualquer outra coisa. É a mesma razão pela qual as enfermeiras têm usado sapatilhas há tanto tempo e as mulheres que usam salto alto têm sido aconselhadas a tirar o sapato a cada uma ou duas horas e flexionar os dedos dos pés: para aliviar a pressão sobre a panturrilha (e a coluna).

Cerca de metade das mulheres e 15% dos homens acima dos 50 anos desenvolvem as deselegantes e inchadas varizes que caracterizam as veias varicosas, causadas pelo acúmulo de sangue nas pernas. As mulheres que se recusam a abandonar os saltos-agulha podem estar aumentando esse risco, mas aquelas que cruzam as pernas estão seguras.

Um estudo realizado com 3.822 adultos nos Estados Unidos, publicado em 1988, descobriu que, para os homens, os maiores fatores de risco eram o tabagismo e o sedentarismo. Para as mulheres, falta de exercício, pressão alta e obesidade estavam fortemente relacionadas ao problema.

Permanecer numa atividade sedentária por mais de oito horas por dia também aumentava o risco — descoberta que surgiu em estudos feitos na Europa com pessoas cujo emprego exigia que ficassem de pé, como as enfermeiras. Outros estudos viram a gravidez e o uso constante de salto alto como grandes contribuintes.

Talvez a forma mais fácil de conhecer o seu risco seja uma consulta à sua árvore genealógica — mais de 80% das pessoas com varizes tem pelo menos um dos genitores com o problema.

LER NO ESCURO PREJUDICA A VISTA? E USAR ÓCULOS?

Todo o mundo que já usou uma lanterna para ler um livro no meio da noite ouviu falar do terrível problema que é ler no escuro. Enfraquece a visão. Estraga a vista.

Embora ler no escuro possa forçar os olhos e dar dor de cabeça, a ideia de que pode causar um dano duradouro está inteiramente errada. A maioria das pessoas deverá sofrer perda visual com o avanço da idade, e a pesquisa genética mostra que o histórico familiar, acima de tudo, determina até que ponto sua visão será afetada.

Alguns pesquisadores, porém, argumentam que forçar demais a vista de uma criança ou jovem adulto, coisa que acontece quando lemos no escuro, ou simplesmente ler durante um tempo muito longo de um modo geral, pode contribuir para deixar a visão ainda mais comprometida num período mais avançado da vida.

Estudos da população nos Estados Unidos e em outros países mostraram que as taxas de miopia e a gravidade do problema são sempre maiores entre pessoas com os níveis mais altos de escolaridade, assim como entre aquelas cujas ocupações exigem que leiam muito, como advogados, editores e médicos.

Pense nisso. Quantos advogados que você conhece usam óculos? Muito mais do que o número de caminhoneiros que você vê na fila do oculista.

Um dos argumentos que vão contra essa teoria, entretanto, é que a maioria dos estudos que o apoiam não leva em conta as diferenças econômicas e de classe. Dito de forma simples, pessoas com menos acesso à educação superior também terão menos acesso a oculistas. Por isso, seja qual for o problema de visão que tenham, o mais provável é que fique sem tratamento.

A maioria dos oftalmologistas e especialistas em visão, como o dr. Robert Cykiert, do Centro Médico da Universidade de Nova York, são categóricos ao afirmar que o esforço que a leitura impõe aos olhos — com má iluminação ou não — é seguro. "Ele pode gerar fadiga", explicou, "mas não prejudicará a visão sob nenhum aspecto."

Também podemos fechar os olhos para mais um mito popular a respeito dos olhos — que usar óculos prejudica a visão. Claro, os óculos transformam borrões em objetos nítidos. Mas é comum as pessoas pensarem que, ao fazer todo o trabalho sozinhos, eles também podem acelerar a decadência natural da visão.

Trata-se de mais uma ilusão de ótica. A qualidade da visão de cada um é determinada em grande parte pelo tamanho do globo ocular, algo que um par de óculos, ou o fato de ler no escuro, não pode mudar. O olho médio tem cerca de 2,5 centímetros da córnea, na parte da frente do globo ocular, até a retina, no fundo. Quando os olhos são muito grandes (miopia) ou muito pequenos (hipermetropia), a córnea não consegue focalizar as imagens corretamente sobre a retina, e os óculos ajudam a compensar esse efeito.

O contraste entre uma visão com problema e outra perfeita se torna mais óbvio quando as pessoas usam óculos durante um tempo e então os retiram. Mas os óculos não têm nenhum efeito duradouro sobre a visão.

A HIPNOSE AJUDA A PARAR DE FUMAR?

Mark Twain tinha uma boa frase sobre como é doloroso parar de fumar. É fácil, ele disse. "Já fiz isso mil vezes."

Na verdade, porém, qualquer um que já tenha tentado sabe como é difícil. A nicotina é reconhecidamente uma das drogas mais viciantes do mundo, ao lado do álcool, do ópio e da cocaína. Mais de três quartos dos fumantes que tentam parar acabam voltando diversas vezes, por mais que se esforcem para interromper o hábito.

E a hipnose, pelo jeito, tem mais ou menos a mesma eficácia que muitas outras técnicas — ou seja: não muita.

Inúmeros estudos já confirmaram isso. Em um dos maiores, uma meta-análise publicada em 2000, pesquisadores da Universidade do Estado de Ohio revisaram sessenta estudos anteriores que investigaram a hipnose e as tentativas de parar de fumar. Os pesquisadores descobriram que quem tentou essa técnica apresentou uma taxa de abstinência de 20 a 30% após um ano. Nada mal, certo?

Poucas pessoas, entretanto, tentam um único método isoladamente. Muitos estudos que examinaram o sucesso da hipnose descobriram que ela estava sendo usada em combinação com acompanhamento psicológico e outros tratamentos, por isso é difícil saber a eficácia exata desse método.

Por razões que não estão inteiramente claras, os homens conseguem uma taxa de sucesso ligeiramente maior do que as mulheres após a hipnose. As mulheres podem apresentar essa probabilidade mais baixa graças ao medo de ganhar peso. Essa teoria é sexista, eu sei, mas é isso o que os cientistas que estudam o assunto acham.

O efeito colateral do ganho de peso não é exagero (acontece com homens e mulheres). Fumar é terrível para todas as partes do corpo, menos para o metabolismo; o fumo obriga nosso corpo a gastar energia extra para tentar se desintoxicar das substâncias que foram inaladas.

Se essa queda metabólica for uma preocupação muito grande, tente exercitar-se e usar uma combinação de Nicorette e chiclete de nicotina. Um estudo publicado no *American Journal of Clinical*

Nutrition descobriu que o chiclete de nicotina, que também possui cafeína, pode ajudar a compensar a redução metabólica ao criar um aumento de 10% no metabolismo.

Essas medidas e algumas sessões de hipnose podem não fazer com que você se livre do hábito imediatamente, mas pelo menos irá colocá-lo no caminho para uma vida mais longa sem o cigarro.

OS INFARTOS SÃO MAIS COMUNS ÀS SEGUNDAS-FEIRAS?

O estresse é parte integrante da vida moderna, sobretudo na moderna semana de trabalho.

O estresse de voltar ao trabalho e os cinco longos dias antes do próximo final de semana parecem razões suficientes para detestar as manhãs de segunda-feira. E há muito tempo se suspeita que o estresse desse primeiro maldito dia da semana também pode representar um risco para o coração.

Todo mundo sabe que as segundas-feiras são um fardo pesado. Só a ansiedade de se preparar para a semana que virá pela frente pode ser tão avassaladora que muitas pessoas dormem muito bem durante a semana inteira e se viram de um lado para o outro nas noites de domingo, especialmente aquelas cujos empregos são mais estressantes. E existe a depressão que se instala quando você se dá conta de que o fim de semana acabou, a dor de cabeça das manhãs de segunda que acomete quem toma uma ou duas xícaras de café a mais do que devia para conseguir entrar no ritmo, e o aumento da pressão arterial provocado pelo trânsito do início da semana.

Se pudéssemos, todos pularíamos o primeiro dia da semana, mas, na ausência desse privilégio da viagem no tempo, somos obrigados a encarar as consequências — e são muitas. Em diversos estudos realizados ao longo dos anos, os cientistas descobriram que as mortes por infarto seguem um padrão: acontecem com menor frequência nos fins de semana, dão um salto significativo nas segundas-feiras e voltam a cair nas terças.

Um dos maiores e mais recentes estudos que investigaram essa tendência, publicado no *European Journal of Epidemiology*, descobriu que o risco de um infarto é cerca de 20% mais alto às segundas-feiras para homens adultos e 15% mais alto para mulheres adultas.

Por quê? Nossa pressão vai às alturas nas manhãs de segunda, e os cientistas conceberam alguns métodos inusitados, com o passar dos anos, para comprovar isso. O meu favorito é um estudo japonês que mediu a pressão arterial de 175 pessoas durante 24 horas por dia, sete dias por semana. Em nome da ciência, elas foram obrigadas a arrastar por onde fossem aparelhos especiais de medição da pressão, o que provavelmente contribuiu para a pressão subir ainda mais. Mas o que os cientistas descobriram foi um pico na pressão às segundas de manhã que fazia o aumento de todos os demais dias da semana parecer mínimo. As pessoas que não tinham de trabalhar nas manhãs de segunda, por sua vez, não apresentavam um surto de pressão nesse dia.

Em que momento do dia acontece um infarto e o que o desencadeia tem sido um dos assuntos preferidos dos pesquisadores há décadas, desde que os cientistas descobriram, nos anos 1980, que as pessoas apresentam maior probabilidade de sofrer um ataque cardíaco de manhã, mesmo durante a semana, quando estão tentando correr para o trabalho ou para a escola. Até o simples ato de acordar pode estar entre os suspeitos.

É fácil culpar o estresse da volta ao trabalho pelo risco trazido pelas manhãs de segunda-feira, e, sem dúvida, as atribuições relativas a esse dia da semana representam um papel importante. Mas outros fatores podem estar envolvidos. Na população escocesa, o risco é maior entre as pessoas que bebem demais durante o fim de semana, dando a entender que a bebedeira dos sábados e domingos pode significar um risco. Também já foi demonstrado que a maior probabilidade de sofrer um infarto às segundas-feiras também se aplica a quem se aposentou — pessoas que não têm mais de se preocupar com seus chefes nem com a carga de trabalho. Muito semelhante ao que ocorre nos casos de estresse pós-traumático, o terror psicológico de acordar na manhã de segunda parece nunca diminuir, mesmo na aposentadoria.

É MAIS PROVÁVEL QUE TENHAMOS UM INFARTO NO DIA DO NOSSO ANIVERSÁRIO?

Se o estresse do aviso de demissão, o cansaço do esforço físico ou um simples dia de trabalho é capaz de desencadear um infarto, então por que as emoções associadas com nosso aniversário não poderiam fazer o mesmo?

Os aniversários são normalmente considerados um momento de comemoração, um dia para as pessoas se reunirem em volta de um bolo com seus amigos e parentes mais próximos e se emocionarem, em alguns casos com uma garrafa de Old Grandad. Mas, para alguns, eles também podem estar repletos de angústia e pressão, um dia para se sofrer em silêncio, repleto de expectativas que não se realizam. Isso, dizem os cientistas, é especialmente verdadeiro no caso dos mais velhos, que geralmente pensam mais no tempo de vida que ainda lhes resta do que em tudo que já viveram.

Um dos estudos mais abrangentes e fascinantes que investigou o efeito emocional dos aniversários foi publicado na revista *Neurology* e acompanhou mais de cinquenta mil pacientes, com idade média de setenta anos, que receberam tratamento por falência cardíaca nos hospitais de Ontário, Canadá, durante um período de dois anos. O estudo descobriu uma forte relação entre os aniversários e a instalação dos assim chamados eventos vasculares.

Derrames, infartos agudos do miocárdio e ataques isquêmicos temporários apresentavam uma probabilidade 27% maior de acontecer no dia do aniversário do que nos demais dias do ano. Não havia, entretanto, aumento correspondente para outros tipos de enfermidade, como apendicite, traumatismo craniano ou sintomas de asma, levando a crer que os infartos eram casos isolados. Quem estuda infartos e os eventos que os desencadeiam atribuiu o fenômeno basicamente à ansiedade e a outros "estressantes psicossociais", mas parece haver ainda outros fatores.

Outro grande estudo realizado em Nova Jersey em 1993 identificou aumento semelhante no dia do aniversário — 21% para homens e 9% para mulheres — levando a crer que os abusos (ah, sim, um dos hábitos favoritos) exercem alguma influência. Beber e fumar, por exemplo, são coisas mais comuns nos aniversários, sobretudo entre os homens, descoberta que poderia explicar a diferença entre os sexos no estudo. Conclusão: pessoas suscetíveis devem evitar sal, álcool e atividade física exagerada no dia de seu aniversário. E festas surpresa.

O ESTRESSE DO FINAL DE ANO PROVOCA AUMENTO NOS INFARTOS E NOS EPISÓDIOS DE DEPRESSÃO?

Apesar da ideia de que o fim de ano é cheio de alegria, ele também pode trazer muito estresse, depressão e — para alguns — solidão. E existe o estresse das compras de última hora, ter de lidar com os sogros e o incômodo de passar por aeroportos lotadíssimos.

Tudo isso pode tornar o fim de ano uma época que gera mais dor de cabeça do que celebrações. Por isso, não é de surpreender que o folclore médico tenha sido responsável por uma ligação entre o fim do ano e todo tipo de enfermidade, especialmente: infartos e depressão.

Porém, apesar do tanto que se fala a respeito, estudos já realizados apresentaram poucas evidências de que o estresse dessa época contribui o suficiente para o desenvolvimento dessas enfermidades. No que diz respeito à depressão, o índice de diagnósticos não sobe de maneira significativa por volta do Natal, do Hanukkah ou do ano-novo. Na verdade, os estudos descobriram o que parece ser o contrário: as visitas ao psiquiatra tendem a cair nas semanas que antecedem o Natal e então sobem novamente depois dele. Um estudo realizado pela Mayo Clinic analisou um intervalo de 35 anos e não descobriu praticamente nenhuma relação entre o fim de ano e os suicídios. Se existe alguma diferença, parece que as pessoas com depressão têm menos problemas em dezembro, talvez porque seus familiares e amigos estão por perto para ajudá-las a lidar com a situação.

No que diz respeito a infartos, por outro lado, há indícios do chamado "efeito do final de ano" — embora não seja o que você está pensando. As mortes por infarto caem imediatamente antes das grandes ocasiões sociais, como os feriados do final de ano e eventos culturais, para dar um salto agudo quando chega o dia — e também no dia seguinte. Um estudo publicado na revista *Circulation* examinou milhões de mortes nos Estados Unidos nos últimos trinta anos e descobriu que os maiores aumentos nas taxas de mortalidade por infarto aconteceram no dia de Natal, no dia 26 de dezembro e no dia 1º de janeiro. O índice nesses dias, na verdade, é surpreendentemente 11,9% mais elevado do que o normal para essa época do ano. Esse efeito, entretanto, não se aplica apenas aos ataques cardíacos. Também vale para as mortes por causas naturais e outras doenças, dando a entender que o estresse não é o principal agente desencadeador.

Em vez disso, o risco se traduz em dois fatores sutis, mas importantes: alocação de pessoal e mudanças de turno nos hospitais, o que resulta em atendimentos médicos mais precários, e em pacientes que adiam o tratamento para depois dos feriados.

9
TEMPOS MODERNOS
Suas células estão a salvo?

Não há nenhuma dúvida: a tecnologia dita a velocidade em que vivemos.

Temos BlackBerrys para nos prender ao escritório, computadores para nos conectar ao mundo, micro-ondas para esquentar nossa comida em instantes, carros para nos locomover, celulares para conversar, iPods para ouvir e televisores para nos ocupar. Estamos cercados por todos os lados por grandes e pequenos *gadgets* feitos para tornar nossa vida mais fácil, rápida e eficaz.

E todos somos afetados. Faça um passeio pelas ruas de Manhattan e ficará sobressaltado ao notar que o cidadão comum — com todos seus aparelhos digitais — parece mais um escritório ambulante constituído de uma só pessoa. Se considerarmos que viver dessa maneira nos permite realizar cada vez mais coisas na vida, isso pode ser positivo.

Porém também é genuinamente humano nos perguntarmos se todo esse avanço tecnológico não representa alguns riscos. E não só no sentido hollywoodiano, inspirado na ficção científica, segundo a qual um dia todas essas máquinas vão criar vida e se voltar contra nós. A maioria das pessoas se preocupa com um custo mais sutil ao se viver num mundo onde quase tudo que nos cerca é artificial. Passamos a maior parte da nossa vida em casas ou escritórios com ar-condicionado e luz artificial, ambientes cheios de ruídos, empoeirados e distantes das pradarias e campos onde nossos ancestrais viviam.

A tecnologia pode ter algumas vantagens óbvias, mas ela também nos obriga a encarar alguns efeitos colaterais estranhos. Nossa comida, por exemplo, é geneticamente modificada. Nossos telefones deixam escapar radiação. Nossos televisores forçam nossa visão. Nossos aeroportos nos expõem a raios-X. Nossos micro-ondas literalmente irradiam sobre nossa comida. E até nossas instalações hidráulicas — bem, até mesmo isso não é tão conveniente como parece.

Além do mais, grande parte da tecnologia moderna (com a exceção do seu banheiro de luxo) é tão relativamente recente que, de certo modo, todos fazemos parte de uma experiência. Praticamente o tempo inteiro ficamos obcecados com os riscos das coisas antes que tenhamos tempo de estudá-las e compreender sua segurança no longo prazo. Os telefones celulares existem há tempo suficiente para os cientistas saberem dos riscos que representam apenas a curto prazo, digamos, para quem os utiliza todo dia há quatro ou cinco anos. Mas o risco seria maior quando uma pessoa o utiliza praticamente todos os dias há mais de uma década, ou, como os pré-adolescentes e seus toques de celular chamativos acabarão descobrindo um dia, ao longo de toda a vida?

É natural pensarmos de que modo todos esses utensílios artificiais estão afetando nosso organismo e nossa saúde.

ESTAMOS SUJEITOS A SER ELETROCUTADOS NO CHUVEIRO DURANTE UMA TEMPESTADE ELÉTRICA? E QUANDO FALAMOS AO TELEFONE?

Soa bizarro demais para ser verdade (e dá um ótimo título de livro). Mas a resposta a essa pergunta mostra que, às vezes, os absurdos ditos sobre questões científicas e de saúde que descartamos como mitos não são tão falsos assim, no final das contas.

Quando ouvi essa advertência pela primeira vez anos atrás, eu a interpretei como um sinal de que meus pais estavam começando a ficar caducos. *Saia da banheira porque está trovejando lá fora?* Vocês devem estar tirando uma com a minha cara, pensei. Claro, todo mundo sabe, graças aos verões passados na piscina, que a água atrai os raios, mas o banheiro é um pouquinho mais protegido que isso. E se existe um bom momento para tomarmos uma longa e relaxante chuveirada, esse momento é quando estamos presos em casa por causa de uma violenta tempestade. Meu pai devia estar inventando aquilo provavelmente só para me apressar e economizar na conta de água. Por isso eu estava ansioso para ver esse mito finalmente ruir por terra diante da minha investigação jornalística, como muitos outros que vieram antes dele.

Em vez disso, paguei por minha língua.

A base da ideia segundo a qual as pessoas podem ser eletrocutadas em casa durante uma tempestade elétrica é que o raio que atinge o prédio — mesmo aqueles protegidos contra as condições climáticas mais severas — pode passar através do sistema hidráulico, pelos canos de metal e pelos fios, e atingir qualquer um que esteja em contato com uma torneira ou aparelho elétrico ligado. Os canos de metal não são apenas ótimos condutores de eletricidade, mas também dão passagem à água potável carregada de impurezas que ajudam a conduzir corrente elétrica.

Os raios podem ter uma aparência espetacular e agressiva, mas são preguiçosos por natureza. Quando um raio surge, a corrente procura o caminho de menor resistência até o solo, o que significa que ele saltará de bom grado de um bom condutor (um cano de metal) para um condutor ainda melhor (você). Se a corrente gerada por um raio atingir o seu encanamento e você estiver no chuveiro abrindo a torneira de água quente, sua chuveirada matutina para despertar pode acabar contando com uma forcinha extra.

Na vida real, as chances de isso acontecer são pequenas. Mas pode acontecer, e às vezes com resultados cômicos. Em outubro de 2006, uma croata de 27 anos estava escovando os dentes quando um raio caiu no prédio onde ela estava e chegou até a torneira. Enquanto ela estava enxaguando os dentes sobre a pia, a corrente entrou por sua boca e saiu — não é mentira — pela parte de trás da cabeça.

"Eu a senti atravessando meu tórax e depois não consigo me lembrar de muita coisa", Natasha Timarovic teria dito para a revista *Times* inglesa e outras publicações.

Deixando de lado as piadas de gosto duvidoso e quase irresistíveis, parece que o raio só não aterrou-se porque Natasha estava usando sandálias de borracha. Segundo os médicos, as sandálias de borracha — ou, um cientista poderia dizer, "esses péssimos condutores elétricos" — provavelmente salvaram a vida dela.

Talvez eu deva investir em sandálias de dedo para usar no banheiro.

Um cientista capaz de disparar histórias tão absurdas quanto essa e que poderia facilmente ganhar a vida como comediante é Ron Holle, ex-meteorologista da Agência Norte-americana Oceânica e Atmosférica. Holle, que passa a maior parte do tempo investigando lesões causadas por raios, estima que dez a vinte pessoas são eletrocutadas todos anos nos Estados Unidos durante o banho, o uso de torneiras ou o manuseio de utensílios elétricos durante tempestades com raios. Em geral, um entre esses azarados acaba morrendo.

Existe um monte de mitos sobre os raios, ele me disse, mas esse não é um deles.

Numa tempestade, um prédio protegido funciona mais ou menos como uma gaiola. A eletricidade do raio é conduzida por sua estrutura externa e vai se dissipar no solo. É por isso que os para-raios que ficam no topo dos prédios são tão importantes: eles são capazes de direcionar a corrente diretamente para o chão.

Não há nenhum risco real fora o sistema hidráulico, a não ser que você esteja tocando algo ligado a um sistema condutor e o seu prédio não possua para-raios ou ele não esteja corretamente aterrado. Hoje em dia, nos ambientes urbanos pelo menos, a maioria dos prédios e dos utensílios são bem aterrados. Acidentes bizarros realmente acontecem, mas são raros.

Mary Ann Cooper, médica responsável pelo Programa de Pesquisa de Lesões por Raios da Universidade de Illinois, em Chicago, disse que as pessoas levam choques e são até mortas quando estão falando ao telefone durante uma tempestade elétrica — outro medo bastante antigo. Em 1985, por exemplo, um estudante do ensino médio em Nova Jersey foi morto quando um raio fez uma descarga elétrica passar pelo fio do telefone, entrar pelo ouvido dele e parar no coração. Mais tarde, os investigadores descobriram que as linhas de telefone da casa não estavam aterradas porque a fiação não havia sido instalada corretamente.

ASSISTIR À TV EM EXCESSO PODE DIMINUIR O INTERVALO DE ATENÇÃO DAS CRIANÇAS?

Vivemos na era da TV. E não nos limitamos a adorar a televisão, somos verdadeiros viciados. A criança norte-americana típica assiste a cerca de quatro horas de TV por dia e vê milhares de filmes, programas e comerciais de TV todos os anos. Quando o adolescente típico termina o ensino médio, o tempo que passou no sofá com os olhos grudados numa TV equivale a metade do tempo que passou na sala de aula.

Tendo em vista o tempo precioso que as crianças estão passando em frente à TV todos os dias, vale a pena tentar responder àquela velha pergunta: a televisão está transformando nossos filhos em idiotas?

Não há dúvida de que assistir à TV é algo fortemente associado à baixa inteligência. Inúmeros estudos mostram que crianças que assistem a 12 horas ou mais de TV por semana leem menos e, em geral, apresentam desempenho escolar inferior a seus colegas cujos pais não têm dificuldade para apertar o botão "desliga". Mas isso não prova que a TV prejudica diretamente o cérebro, só que diminui o tempo que a criança dedica aos estudos.

Portanto, para responder a essa pergunta de modo mais direto, os cientistas vêm tentando encontrar uma ligação entre o hábito de assistir à TV e as perdas no intervalo de atenção, especialmente entre recém-nascidos e crianças de colo. Isso porque, nos primeiros anos de vida, o cérebro se desenvolve muito rapidamente. Considera-se, em geral, que ambientes estimulantes — como os estímulos acelerados da TV — podem desencadear mudanças no cérebro.

Mas danos permanentes?

Pelo jeito, sim. Um estudo realizado com 250 crianças publicado na revista *Pediatrics* descobriu que quanto mais televisão crianças entre um e três anos assistem, maior o risco de sofrerem de transtorno de déficit de atenção e hiperatividade — TDAHI — quando tiverem sete anos. Em alguns casos, só era preciso mais meia hora por dia de TV para aumentar a chance de desenvolver o déficit em impressionantes 10%. E estudos anteriores sobre a TV e sua ligação com o TDAHI obtiveram resultados similares.

No entanto, os pais que se apavoram diante desse risco podem respirar um pouco mais aliviados. Dois outros grandes e cuidadosos estudos que se seguiram não encontraram nenhuma ligação entre a exposição à TV e os sintomas do TDAHI, incluindo a pesquisa que examinou cinco mil crianças americanas em idade pré-escolar. O que a maioria dos cientistas suspeitava é que havia algum pequeno efeito, mas que provavelmente não era importante. Num país onde metade de todos os lares possuem três ou mais aparelhos de TV e quase 60% das crianças têm uma TV no quarto, vamos esperar que eles estejam certos.

De qualquer forma, a preocupação permanece. Assistir televisão em excesso é um hábito que tem sido relacionado com distúrbios do sono e uma probabilidade maior de começar a fumar e desenvolver obesidade. É preciso passar cinco horas ou mais diante da TV diariamente para verificar esses efeitos. Vamos repetir: cinco horas — isso seria ficar grudado na telinha desde o início de novela das sete, passando pelo horário nobre, até os créditos finais do *Programa do Jô*. Motivo de preocupação? Em 2005, o cidadão médio assistia a quatro horas e meia de televisão por dia.

SENTAR-SE PERTO DEMAIS DA TV PREJUDICA A VISÃO?

Foi há mais de setenta anos que os primeiros aparelhos de TV começaram a ser vendidos, e, às vezes, algo me diz que faz o mesmo tempo desde que uma mãe zelosa, observando que seu filho sentava hipnotizado diante da nova invenção, repreendeu-o com as palavras que toda criança se acostumou a ouvir desde cedo: "Afaste-se da tela! Vai estragar a vista!"

Uma pequena diferença entre aquela época e a nossa? Hoje os cientistas podem dizer com segurança que essa advertência não procede.

Antes dos anos 1950, os aparelhos de televisão emitiam níveis de radiação que, após exposição repetida e prolongada, poderia aumentar o risco de problemas de visão em algumas pessoas. Vários estudos realizados antes dos anos 1970 mostraram que os níveis de radiação emitidos pelos televisores eram perigosamente altos. Alguns chegavam a emitir raios-x. Uma pequena porcentagem estava acima do limite recomendado de cerca de 0,5 miliréms por hora.

Os televisores modernos, entretanto, são máquinas muito diferentes. Não só são fabricados com uma melhor proteção, como também utilizam baixa voltagem, de modo que a radiação deixou de ser um problema. De acordo com alguns estudos, a dose média de radiação a que uma pessoa é exposta quando assiste à televisão com regularidade a uma distância relativamente curta do aparelho é de cerca de 1 milirém durante um ano — cerca de um décimo da intensidade da radiação a que somos expostos numa única chapa de raio-X do tórax.

"Não é uma crendice popular; é algo que fazia sentido para a tecnologia antiga", observou o dr. Norman Saffra, diretor de oftalmologia do Centro Médico Maimonides, da cidade de Nova York. "Tomando como base o mundo no qual nossas avós viveram e cresceram, essa era uma recomendação apropriada."

No entanto, esse tempo passou. Sinta-se à vontade para se sentar tão perto da TV quanto quiser — seja para ver melhor aquelas médicas lindas de *Grey's Anatomy* ou para testar a teoria segundo a qual, se sentamos perto demais, podemos ser engolidos por ela.

Lembre-se, porém, que embora manter-se concentrado diante da telinha durante horas a fio não possa causar cegueira, pode cansar a vista. Manter o recinto bem iluminado enquanto a TV está ligada e afastar os olhos da tela de vez em quando pode ajudar a evitar isso.

Os pais também devem ficar alertas para o caso das crianças que vão se aproximando cada vez mais da tela. Não por causa da radiação, é claro, mas porque pode ser um sinal de que precisem usar óculos.

MÚSICA ALTA PODE CAUSAR PERDA AUDITIVA PERMANENTE?

O ruído amplificado de um concerto de rock ou algumas horas num bar barulhento pode deixar sua audição alterada durante um ou dois dias. Mas será que pode deixá-lo surdo?

Estudos mostram que a maioria das pessoas experimentam regularmente níveis de ruído e música que, com o tempo, podem deixá-las com dificuldade de audição para o resto da vida. Não é de surpreender, portanto, que um terço de todos os casos de perda permanente de audição sejam causados por ruído relacionado a atividades profissionais ou de lazer.

Na maioria dos casos, o dano é acompanhado por um zumbido contínuo, que é muito pior do que parece. Imagine uma mosca voando perto do seu ouvido e que nunca vai embora por mais que você faça gestos para enxotá-la — pelo resto da vida.

Há dois tipos de som que podem causar esse tipo de perda auditiva: o ruído de impacto impulsivo, como uma explosão, ou ruídos intensos contínuos, como o tipo que entra por sua janela às seis da manhã quando uma equipe de operários de construção resolve trabalhar no asfaltamento da sua rua durante oito meses. Os dois tipos podem lesionar células ciliadas extremamente sensíveis, assim como o nervo auditivo.

Para chegar a esse ponto, basta que repetidas doses de ruídos aconteçam entre 90 e 140 decibéis. Esses níveis são razoavelmente comuns. O barulho da maioria dos bares e clubes fica entre 110 e 120 decibéis. A música amplificada de um show pode atingir 120 decibéis e chegar a 130, rivalizando com o som de um jato decolando. O trânsito na hora do rush pode chegar a 85 decibéis.

Porém, a ameaça mais comum — e, mesmo assim, bastante desconhecida — para nossos ouvidos são os MP3 players que levamos para toda parte hoje em dia. O som que produzem pode chegar a 100 decibéis — mais alto que um cortador de grama.

Embora a maioria das pessoas cobice horas ininterruptas de música e os pequenos e confortáveis fones de ouvido que acompanham os aparelhos, essas características os torna perigosos.

Num estudo publicado em 2004 na revista *Ear and Hearing*, o dr. Brian Fligor, da Harvard Medical School, examinou uma série de fones de ouvido e descobriu que os menores tinham a intensidade mais elevada do som produzido em qualquer que fosse a faixa de volume.

Comparados com os fones de concha, que envolvem toda a orelha, alguns fones que penetram no canal do ouvido, como aqueles que acompanham os iPods, aumentam o nível do som em até nove decibéis. Isso pode não parecer muito, mas como os decibéis são uma unidade logarítmica, esse valor pode representar a diferença entre a intensidade do som produzido por um despertador mecânico e uma serra elétrica.

Outro problema é que os fones que entram no ouvido e acompanham os MP3 players não são tão eficazes para bloquear os ruídos do ambiente quanto os maiores que cobrem a orelha, e por isso existe um incentivo a mais para aumentar o volume, e é exatamente isso que muitos de nós fazemos.

Está me ouvindo?

EXCESSO DE RUÍDO AUMENTA O RISCO DE INFARTO?

Pesquisadores suspeitam há tempos que o excesso de exposição aos ruídos do dia a dia — sirenes, o burburinho do escritório, o alto-falante de um caminhão de sorvete — podem aumentar a pressão arterial e prejudicar a saúde. Sabe aquela irritação que você sente toda vez que o caminhão do lixo passa pela sua rua ou o estrépito de uma britadeira massacra seus ouvidos? Pense no que todo esse aborrecimento pode fazer ao longo de uma vida inteira.

A reação fisiológica em cadeia que acontece quando nossos nervos são abalados por um ruído muito alto ou opressivo é mais ou menos a seguinte: o ruído causa primeiro uma reação psicológica — raiva, estresse ou medo, por exemplo — que, em seguida, desperta níveis elevados de adrenalina e outros hormônios que provocam sudorese. No final das contas, isso dispara a pressão arterial e o nível de lipídios no plasma. Conclusão: o risco de desenvolver uma complicação cardiovascular aumenta.

Como tudo na vida, as mulheres e os homens parecem reagir de modo diferente no que diz respeito ao preço que os ruídos intensos cobram do organismo, e isso também varia enormemente de uma pessoa para outra. Ninguém sabe com segurança os motivos desse fenômeno. A genética e a personalidade certamente possuem um papel relevante, e pode ter algo a ver com diferenças evolutivas no modo como homens e mulheres geralmente lidam com as dificuldades emocionais. Os homens, por exemplo, tem propensão maior a sofrer ataques cardíacos quando estressados porque liberam hormônios como a testosterona, que intensifica a perigosa reação em cadeia de aumento da pressão e dos níveis de lipídios no plasma. As mulheres, por sua vez, tendem a reagir ao estresse liberando hormônios como a oxitocina, que tem um efeito calmante, apaziguador.

Em termos científicos mais básicos, alguns estudos ao longo dos anos têm constatado que, com efeito, existe uma ligação entre a exposição constante ao ruído de todos os tipos e um risco mais elevado de infarto.

Um dos estudos mais interessantes foi publicado no *European Heart Journal*. Ele examinou os níveis de ruído com que quatro mil pessoas — metade delas eram sobreviventes de infarto — conviviam em seus ambientes de trabalho e em casa, e descobriram que a exposição crônica ao ruído, depois de feito o ajuste para fatores como tabagismo e idade, era responsável por um aumento "de leve para moderado" no risco de doença cardíaca. (Outros estudos foram além e descobriram que pessoas que usam tampões de ouvido correm menos risco do que seus colegas que não os usam.)

No que diz respeito ao ruído e à agitação do trânsito e outros sons ambientais, as mulheres apresentam o triplo do aumento no risco e os homens, um aumento de quase 50%. As mulheres, porém, não parecem ser afetadas pelo alto nível de ruído do escritório, apesar de, nos homens, esse mesmo fator fazer o risco se tornar quase um terço mais alto que o normal.

Não está claro porquê, mas alguns cientistas acham que as mulheres podem ter mais facilidade para se adaptar aos tipos de ruído que são mais comuns nos ambientes de trabalho: conversa, bate-papo e a ocasional troca de farpas. Mas, pensando bem, não há como confirmar que este dado está 100% correto. Tecnicamente, trata-se de uma hipótese, ou seja, o equivalente científico à uma suposição. Traduzindo: seu palpite é tão bom quanto o meu.

OS FORNOS DE MICRO-ONDAS MATAM OS NUTRIENTES DOS ALIMENTOS?

Eles são elementos básicos das cozinha, alojamentos estudantis e estabelecimentos que vendem alimentos em toda parte, mas as pessoas suspeitam que a radiação produzida pelos fornos de micro-ondas pode destruir as propriedades saudáveis dos alimentos, eliminando todo tipo de vitamina e nutrientes.

Essa crença pode ser atribuída ao nosso bom e velho hábito de desconfiar de tudo que traga à mente as palavras *radiação* e *ondas*.

Associamos os cabos de alta tensão ao câncer, os celulares a tumores no cérebro e reatores nucleares a risco de morte. Daí, é claro, conclui-se que os micro-ondas devem receber o mesmo tratamento. Algumas pessoas já me perguntaram se o simples fato de ficar perto de um micro-ondas é suficiente para causar câncer (não).

O discurso contra o micro-ondas está espalhado por toda a internet. Todos dizem a mesma coisa: os micro-ondas sugam as vitaminas dos alimentos. Um website popular diz que o alimento cozido nesse tipo de forno pode aumentar nosso colesterol, provocar uma queda na taxa de hemoglobinas e "desestabilizar" nossas células — essencialmente tudo, menos fazer nascerem chifres em nossas cabeças.

Tudo isso soa um pouco excessivo se levarmos em conta que os micro-ondas aquecem o alimento fazendo com que suas moléculas vibrem, basicamente uma versão acelerada do que acontece no forno comum. E um rápido exame na literatura científica mostra que os micro-ondas têm pouco ou nenhum efeito sobre o valor nutricional.

Para sermos exatos, todo método de cozimento é capaz de destruir vitaminas e outros nutrientes dos alimentos. Os fatores que determinam o grau de perda são o tempo de cozimento, o volume de líquido utilizado e a temperatura do forno. Como os micro-ondas muitas vezes usam menos calor do que os métodos convencionais e cozinham em menos tempo, eles geralmente apresentam os menores efeitos destrutivos.

Os nutrientes mais sensíveis ao calor são as vitaminas solúveis em água, como o ácido fólico e as vitaminas B e C, que são comuns nos alimentos de origem vegetal.

Em estudos realizados na Universidade de Cornell, os cientistas examinaram os efeitos do cozimento sobre as vitaminas solúveis em água presentes em legumes e verduras e descobriram que o espinafre retinha praticamente todos os seus ácidos fólicos quando cozido num micro-ondas, mas perdia cerca de 77% quando cozido num forno convencional. Também descobriram, surpreendentemente, que o bacon cozido no micro-ondas continha níveis significativamente mais baixos de nitrosaminas, causadoras de câncer, do que o bacon preparado do modo convencional.

No que diz respeito a verduras e legumes, prepará-los no micro-ondas só é problemático se acrescentarmos água, o que acelera enormemente a perda de nutrientes. Um estudo de 2003 publicado no *Journal of the Science of Food and Agriculture* descobriu que o brócolis cozido no micro-ondas — e imerso em água — perde de 74 a 97% de seus antioxidantes. Quando feito no vapor ou cozido sem água, o brócolis reteve a maior parte de seus nutrientes.

VOAR AUMENTA O RISCO DE SOFRER UM ABORTO?

Entrar num avião e voar durante horas seguidas é geralmente considerado mais um aborrecimento do que um risco à saúde. Tratando-se porém de uma mulher que está voando por duas pessoas, o risco realmente aumenta?

Cientistas têm especulado há décadas que voos frequentes podem aumentar o risco de complicações durante a gravidez, argumentando que os níveis mais baixos de oxigênio, a maior exposição à radiação e outros fatores presentes quando estamos a bordo de um avião podem prejudicar o feto em desenvolvimento. Alguns suspeitam que isso pode até mesmo provocar defeitos de formação. (Para cada três ou quatro horas de voo, somos expostos a uma radiação que equivale à de uma chapa de raio-X do tórax.)

Nos séculos passados, isso jamais se tornaria um problema. Por razões de segurança, os nove meses de gravidez eram amplamente conhecidos entre as mulheres como "tempo de confinamento, um período no qual a gestante parava de trabalhar, ficava em casa e cortava todos os laços sociais. Naquela época, não se permitia que uma gestante fizesse longas viagens de carruagem (que dirá por via aérea!).

Hoje, isso jamais aconteceria. Para muitas mulheres, ter um filho significa simplesmente administrar enjoos matinais, algumas visitas extras ao médico e a licença-maternidade, inseridas numa agenda já bastante agitada. Pesquisas mostram que embora muitas grávidas temam os possíveis efeitos do voo sobre seus bebês, muitas sentem que não têm escolha senão continuar voando em nome de não comprometer a carreira.

Felizmente, as mulheres que vão acumulando milhagens durante a gravidez podem fazer isso sem se preocupar. Uma série de estudos examinou detidamente a relação entre os riscos de voar e complicações na gravidez, e, até agora, não foi descoberta nenhuma ligação sólida. Uma das pesquisas mais extensas foi publicada em 1999 e concentrou-se nas mulheres que voam mais do que nenhuma outra: as aeromoças.

De 1973 a 1994, esse estudo, publicado no *Journal of Occupational and Environmental Medicine*, examinou os registros médicos e a atividade profissional de 1.751 aeromoças grávidas. Embora não tenha encontrado índices elevados de complicações, constatou que as aeromoças que trabalharam nos primeiros estágios de gravidez apresentaram um risco de aborto levemente superior em comparação a suas colegas que entraram de licença.

No entanto, não ficou claro se a culpa foi de algum estresse desproporcional ou de quaisquer outros fatores. Um estudo publicado um ano antes, por exemplo, mostrou que embora aeromoças grávidas com muitas horas de voo apresentassem um risco mais elevado de sofrer aborto do que suas colegas que tiravam licença, elas tinham o mesmo risco de aborto que outras mulheres que se mantinham trabalhando (cerca de 10 a 20%).

Após rever anos de pesquisa, em 2001, a Faculdade Americana de Obstetrícia e Ginecologia publicou um relatório afirmando que a exposição à radiação para a gestante típica era mínima, e que a baixa pressão da cabine provavelmente não afetava o suprimento de oxigênio do feto. O grupo recomendava que as mulheres só voassem até a trigésima sexta semana de gravidez — não porque houvesse um risco para o bebê depois disso, mas porque havia o risco de o parto acontecer durante o voo.

O FUNDO DO AVIÃO É O LUGAR MAIS SEGURO PARA VIAJAR?

Tudo bem. A gente aguenta o barulho da turbina, o entra e sai do toalete e, é claro, a perspectiva medonha de ser a última pessoa a desembarcar, mas sempre ouvi dizer que viajar na classe econômica, embora não pareça, é o melhor que alguém pode fazer.

Por mais irritante que possa ser, sentar no fundo da aeronave é, supostamente, uma boa forma de diminuir as chances de se ferir num acidente. Esqueça por um momento o fato de que as chances de sobreviver a um acidente grave de avião são mínimas, independentemente de onde nos sentamos. Algumas pessoas argumentam que, teoricamente, a seção posterior da aeronave é mais segura do que a anterior porque os aviões sempre batem com o nariz (você já viu algum avião que tenha tocado o solo a toda velocidade com a traseira?). Outros argumentam que a seção da asa é a mais segura, dizendo que isso faz sentido, de um ponto de vista da engenharia, já que a asa é estruturalmente mais estável.

Ou talvez seja alguma outra coisa. Talvez as pessoas que se veem relegadas à classe econômica precisem de algum consolo para poder suportar os olhares de desprezo e arrogância dos privilegiados da primeira classe. Eu pelo menos preciso. ("Aproveite bem o seu espaço de sobra para as pernas e sua taça de merlot, amigo. Se este avião cair, o azar é seu.")

Seja qual for o motivo, a ideia de que uma seção do avião é mais segura que outra não encontra apoio nos fatos. Acredite em Todd Curtis, especialista em segurança de voo, que literalmente escreveu o livro definitivo sobre segurança na aviação, *Understanding Aviation Safety Data*. Com seu crânio volumoso e óculos, Curtis parece um daqueles homens do tempo dos telejornais matutinos, mas ele mantém um banco de dados minucioso, objetivo e quase perturbador sobre acidentes aéreos e quedas de avião em http://www.airsafe.com capaz de responder todo tipo de pergunta sombria (ou nem tanto) sobre voo.

Às vezes, uma pergunta não pode ser respondida com um simples sim ou não. Quando examinamos mais a fundo os detalhes de inumeráveis acidentes aéreos ao longo de décadas, logo percebemos que cada acidente é único, com tantas variáveis — o avião se partiu, pegou fogo, colidiu em pleno voo, caiu na água — que é impossível dizer se determinado lugar dentro dele é mais seguro que outro.

Ao contrário dos Estados Unidos, a maioria dos países não possui órgãos que conduzem investigações minuciosas após cada acidente. E, mesmo com informações detalhadas, como os mapas das poltronas, é difícil saber onde as pessoas estavam sentadas ou de pé no momento exato do impacto.

Existem muitos acidentes nos quais apenas os passageiros da frente do avião sobreviveram, como aquele em que uma aeronave caiu no Kentucky, em agosto de 2006, matando todos a bordo menos o copiloto, que estava na cabine. Do mesmo modo, houve muitos acidentes nos quais somente as pessoas da traseira sobreviveram. Um bom exemplo é o 737 que entrou de bico no rio Potomac, em Washington, em 1982, matando 74 dos 79 passageiros a bordo. Os sobreviventes não morreram porque a traseira da aeronave foi a única parte que permaneceu acima da água durante alguns minutos após o impacto.

"Se eu soubesse que um avião iria cair, o lugar mais seguro seria fora avião", Curtis me disse, fazendo uma piada que tem um fundo de verdade. "Porque o único modo de lhe dizer que poltrona é tecnicamente mais segura seria se eu soubesse que tipo de acidente iria acontecer."

Portanto, o que você *pode* fazer para melhorar suas chances? A maioria dos acidentes acontece quando os aviões estão descendo, aproximando-se da pista ou pousando (cerca de 60%) ou durante a decolagem e as fases de subida (35%), por isso Curtis diz que o melhor é voar sem escalas, o que reduz a exposição a esses estágios do voo mais propensos a acidentes. Um voo ininterrupto seria mais seguro do que vários voos curtos, mesmo que se trate de um voo de seis horas.

Via de regra, os aviões maiores são mais seguros do que os menores, em parte porque estão sujeitos a normas de segurança mais rigorosas, mas também porque sua estrutura maior absorve melhor a energia durante um impacto. Aviões menores sofrem uma porcentagem maior de acidentes com 100% de mortalidade do que os aviões que podem levar mais de trinta passageiros.

O TELEFONE CELULAR PODE REALMENTE CAUSAR CÂNCER NO CÉREBRO?

Se você é como a maioria das pessoas, já se perguntou se todas aquelas horas que passa tagarelando no seu celular voltarão um dia para assombrá-lo. Ou talvez você seja um dos quatro ou cinco heróis da resistência que ainda não comprou um celular. Nesse caso, pode ser que não se oponha completamente a ideia de que todos esses falastrões que você aturou durante tantos anos recebam um tapa cármico na cara.

Seja como for, a teoria por trás da afirmação de que os celulares causam câncer no cérebro passa pelo teste de fogo. Os celulares emitem um tipo de radiação de baixa energia conhecida como frequência de rádio, e nada nesse mundo está mais intimamente relacionado com risco de câncer do que a exposição a esse tipo de radiação. E temos o seguinte: no mesmo período em que os celulares começaram a surgir por toda parte como formigas num piquenique, parece ter havido também um ligeiro aumento nas taxas de câncer no cérebro.

No entanto, o que acontece de fato? Na verdade, o tipo de radiação emitida pelos telefones celulares é bem diferente e menos nociva do que a poderosa radiação ionizante a que somos expostos por intermédio de fonte mais tradicionais, como os aparelhos de raio-x. A radiação dos celulares é semelhante àquela que os fornos de micro-ondas (que são considerados seguros) utilizam para cozinhar alimentos, e é liberada em porções menores e por períodos de tempo mais longos.

Portanto, a pergunta fundamental é se os níveis de radiação dirigidos para a cabeça durante longos períodos podem causar algum dano.

Não são poucas as pessoas que dizem que sim. David Reynard, executivo da Flórida que trabalhou no setor de telecomunicações durante anos abrindo o caminho para os celulares, foi uma das primeiras pessoas a processar a indústria de telefones móveis, alegando no início dos anos 1990 que sua esposa desenvolveu tumor cerebral por ter falado constantemente ao telefone celular. Então, alguns anos mais tarde, Chris Newman, um médico de Baltimore — especializado em nada menos do que neurologia — diagnosticou a causa do seu próprio câncer cerebral. Numa ação de 800 milhões de dólares movida contra a Motorola, ele argumentou que um tumor cerebral se formou exatamente no ponto anatômico onde a radiação do celular que ele usava teria atingido seu crânio.

É importante notar que as duas ações foram encerradas por falta de provas. E, cada vez mais, parece que o medo que elas ajudaram a espalhar terá destino semelhante, pois os dados científicos nos levam a crer que não há muita base para essa crença.

Existem dois tipos de provas: estudos epidemiológicos em seres humanos e estudos mais diretos em animais. No laboratório, os cientistas descobriram que frequências de rádio acima de 2.000 megahertz podem prejudicar trechos do DNA nos animais, resultando em mutações cancerígenas. A maioria dos celulares, entretanto, opera numa frequência muitíssimo abaixo dessa faixa, entre 800 e 1.900 megahertz em geral (e normalmente na faixa mais baixa desse espectro).

E embora alguns poucos estudos epidemiológicos tenham descoberto uma ligação entre os celulares e o câncer, muitos outros não encontraram essa ligação.

Em 2000, um estudo realizado pelo Instituto Norte-americano do Câncer examinou quase oitocentos pacientes com tumor cerebral e constatou que era pouco provável que eles tivessem utilizado mais o celular do que indivíduos saudáveis. Os que mais usavam celulares não apresentavam índices de câncer mais elevados, e a probabilidade de que tumores se desenvolvessem do lado da cabeça onde o telefone era usado não era maior quando comparada com o outro lado. Outro grande estudo publicado no mesmo ano no *New England Journal of Medicine* obteve resultados semelhantes, assim como uma pesquisa posterior realizada com milhares de usuários de celular na Dinamarca. E ainda outro estudo, de 2006, não encontrou nenhuma ligação entre o uso de celular e o câncer no cérebro depois de comparar centenas de pacientes que sofriam de tumor cerebral com quase mil pessoas saudáveis, e deu um passo adiante. Os pesquisadores investigaram os registros da operadora telefônica para ter certeza de que as informações dadas pelos pesquisados quanto à frequência de uso dos telefones — e por quanto tempo tinham usado — estavam corretas.

A FDA, que regula as emissões de radiação de certos aparelhos eletrônicos, declarou que não há prova científica que ligue os telefones sem fio a problemas de saúde. Outros órgãos que revisaram esses indícios fizeram declarações semelhantes. Parece que a coisa mais perigosa que podemos fazer com o celular hoje em dia é usá-lo ao volante.

Entretanto, como os celulares são relativamente recentes, a maioria dos estudos tem examinado seu uso num período de poucos anos, e não décadas. Uma razão para esse debate continuar vivo é que ainda está tecnicamente muito cedo para descartar quaisquer riscos a longo prazo.

Porém, se mesmo depois de todas essas informações você ainda ficar nervoso quando fala ao telefone, pode fazer algumas coisinhas para minimizar o risco:

- Livrar-se dele. Isso vai limitar seriamente sua vida social, mas pense no que poderá fazer com o dinheiro que irá economizar todos os meses.
- Use fones de ouvido, desse modo o aparelho fica longe da sua cabeça.
- Evite usar o telefone quando ele estiver funcionando em roaming ou o sinal estiver fraco. Nessas horas, o telefone está se esforçando mais para estabelecer uma conexão e, por isso, emitindo mais radiação.
- Se o seu celular tiver uma antena, use-a em sua extensão máxima: a maior parte da radiação fica concentrada próxima ao meio da antena.

- A Comissão Federal de Comunicação dos EUA mantém um web site onde você poderá encontrar os níveis de radiação emitidos pelo seu celular ou aparelho sem fio. O endereço é: http://www.fcc.gov/oet/rfsafety/.

10
A NATUREZA
Tubarões, ursos, nevascas. Puxa vida!

Digamos que é um agradável dia de verão e você está passeando ao ar livre. Planeja fazer uma longa caminhada, acampar, pescar, usar sua mountain bike em algum terreno difícil, ou talvez ficar deitado na praia bebericando algo de vez em quando. Tudo de que você precisa está a mão: o kit de primeiros socorros, a bota para caminhadas, o canivete suíço e um bom mapa. Se você for um rapaz da cidade, como eu, também tem pelo menos um litro de spray contra mosquitos, um celular, uma câmera digital e barrinhas de cereais suficientes para passar uma semana — caso venha a se perder.

Você pensa que está preparado, embora o mais provável é que não esteja.

Às vezes, até mesmo o mais experiente amante da natureza se fere ou se depara com algum outro obstáculo que a mãe natureza lhe impõe e não tem ideia do que fazer. A maioria dos estudos mostra, na realidade, que algo em torno de 80% das pessoas que participam de atividades ao ar livre — desde montar a cavalo até acampar — sofrem algum tipo de acidente quando estão realizando suas atividades. A maioria acaba cometendo algum erro que só piora a situação, e, muitas vezes, isso acontece porque seguiram alguma regra bem conhecida ou comentário feito de improviso sobre como agir diante da emergência — e o conselho se mostrou um erro.

Eu definitivamente me incluo nesse grupo. Tendo crescido na ilha de concreto que é Manhattan, minha ideia de animais selvagens eram pombos e gatos de rua. Fazer uma viagem para o campo significava entrar no carro e ir para Nova Jersey, e um amante da natureza era alguém que passava bastante tempo no Central Park.

Quando chegava a hora de realmente entrar em contato com a mãe natureza, meu conhecimento sobre o que fazer numa emergência se resumia a coisas que lembrava do programa do *MacGyver* e mitos da área médica que já deveriam ter sido derrubados anos antes.

Quando eu tinha dez anos e participava de um acampamento de verão nas montanhas no interior de Nova York e um amigo foi picado por uma cobra, a primeira coisa que me veio à mente foi sugar o veneno e achar um torniquete! Quando era picado por uma abelha, sempre pegava um cartão de crédito e tentava retirar o ferrão, com cuidado para não espremê-lo e, sem querer, liberar mais veneno. E quando um colega de faculdade que mora no campo foi me visitar em Nova York há alguns anos e descobriu que um carrapato tinha subido pela perna dele e se alojado na virilha, fiz de tudo para achar uma agulha e um isqueiro. (OK, antes eu tive um acesso de riso, depois fui procurar a agulha.)

E teve também todo o tempo que desperdicei sentado na beira da piscina, olhando meu relógio e esperando o tempo passar até que meu queijo-quente estivesse digerido e eu pudesse *finalmente* pular na água...

Eis aqui, portanto, uma tentativa de retificar algumas das coisas que ouvimos falar sobre a natureza, mas que são questionáveis, incompletas ou simplesmente estão erradas. Nunca se sabe, algumas delas podem ser úteis um dia.

OS MOSQUITOS ATACAM MAIS ALGUMAS PESSOAS DO QUE OUTRAS?

Os mosquitos são os hóspedes indesejáveis que retornam todo verão. Surgem em nuvens e pousam sobre nossas canelas e braços para se banquetear e provocar um festival de tapas e jatos de repelente que podem nos deixar sem fôlego — quer dizer, se por acaso for você a pobre vítima. (E não estou falando dos personagens de *Lost*.) Mosquitos atacam qualquer coisa que tenha circulação sanguínea; nosso conhecimento vai até aí. Mas sente-se na grama com um grupo de pessoas no auge do verão e fica claro que alguns são mais visados que outros.

Eu me considero parte do grupo das vítimas. Posso estar numa sala com uma dúzia de pessoas e se houver um mosquito ali, é certo que ele vai pousar em mim. Pior que isso, enquanto sou impiedosamente atacado, quem está bem do meu lado quase sempre permanece ileso. É enlouquecedor.

Ora, por que esses sugadores de sangue miseráveis acham que alguns de nós são tão agradáveis ao paladar e ignoram todos os demais? Ao que parece, todos exalamos odores e substâncias químicas que atraem os mosquitos, mas alguns são mais eficientes do que outros na hora de disfarçar isso.

As fêmeas dos mosquitos — as únicas que picam — são atraídas pelo dióxido de carbono que exalamos, pelo calor do nosso corpo e por substâncias químicas presentes no suor, como o ácido lático.

Obviamente, todo ser humano tem esses elementos em comum, assim como nossos companheiros, os animais de sangue quente. Mas os cientistas descobriram que as pessoas que não são picadas produzem cerca de uma dúzia de compostos que ou impedem que os mosquitos as detectem ou os afasta delas. Pessoas como eu, que são picadas com muita frequência, não possuem esses compostos capazes de mascarar o próprio cheiro.

Cientistas britânicos descobriram isso pela primeira vez há anos, depois de pesquisarem o gado. Enquanto observavam diferentes rebanhos, notaram que o número de insetos que apareciam dependia da presença de certas vacas. Quando essas vacas eram levadas para outro rebanho, os insetos as seguiam. Os pesquisadores acabaram descobrindo que essas vacas especificamente exalavam odores diferenciados. Mais tarde, confirmaram que esse fenômeno se repetia entre os seres humanos.

Ainda não se sabe o motivo pelo qual algumas pessoas e animais possuem esse escudo, embora essa vantagem possa ter tido algum objetivo evolutivo importante, como nos proteger da malária e de outras doenças transmitidas por mosquitos.

Porém, se você não possui esse escudo, não se desespere. Você pode tornar-se menos atraente usando desodorantes sem perfume, loções e sabonetes. Os repelentes feitos com dietiltoluamida (DEET) também podem fazer diferença. Um estudo publicado no *New England Journal of Medicine* em 2002 descobriu que mesmo aerossóis com quantidade reduzida de DEET protegia os usuários por até cinco horas, enquanto pulseiras e sprays especiais com citronela só as protegiam por alguns minutos.

Você também pode ter ouvido falar da crendice segundo a qual é possível manter os mosquitos afastados se comermos alho, banana e outros alimentos. Não caia nessa. Não existem provas para apoiar nada disso. Seria mais prático treinar para se tornar um exímio matador de mosquitos com tapas, como eu. Ou simplesmente deixe cair uma gotinha de mel na pessoa que está ao seu lado. Em pouco tempo, ela conhecerá a fúria sanguinária dos mosquitos.

OS MICUINS SE ENFIAM POR DEBAIXO DA PELE E MORREM NELA?

A picada começa como pequenas protuberâncias vermelhas no braço ou na perna da pessoa. Não demora e elas se transformam num aglomerado de bolotas que fariam uma picada de abelha parecer sem importância. A coceira é tão aflitiva e dura tanto tempo que muitas vítimas acreditam que o bichinho agressor simplesmente se enfiou pela pele e morreu ali.

Entretanto, o que a maioria das pessoas pensa que sabe sobre os micuins está errado.

Os mitos sobre esses minúsculos ácaros vermelhos, tem origem em sua semelhança com outros parasitas como o bicho-de-pé, que realmente vai perfurando a pele. Também são tão microscópicos, menores que o ponto no final desta frase, que suas vítimas nunca os veem.

Como a maioria dos ácaros, os micuins conseguem penetrar apenas na pele fina, motivo pelo qual tendem a atacar os joelhos, os tornozelos e a cintura. Não se alimentam de sangue; em vez disso, utilizam poderosas enzimas para dissolver as células das pessoas e formar uma espécie de sonda de alimentação, ou estilostoma, que é utilizada para sugar o tecido liquefeito.

É esse canudinho humano que fica embutido durante semanas e provoca tanta agonia, mesmo muito tempo depois que o parasita se desprendeu.

Tomar um banho quente depois de ter caminhado por áreas com capim é normalmente uma boa forma de evitar os micuins. Mas depois que as protuberâncias surgem, praticamente nada além de pomadas e anestésicos locais pode tratá-las ou trazer alívio. Ficar encolhidinho no sofá chorando de agonia enquanto seus amigos olham para você e riem também pode ajudar — pelo menos assim me disseram.

É POSSÍVEL RETIRAR UM CARRAPATO QUEIMANDO-O?

Já notou que havia uma manchinha no seu braço e descobriu que o que parecia ser uma sujeirinha era na verdade um carrapato? Para a maioria das pessoas, esse momento é um dos únicos em que botar o braço ou a perna diretamente sobre o fogo parece uma boa ideia.

As histórias sobre escoteiros e os textos de primeiros socorros estão repletos de todo tipo de formas bizarras de retirar um carrapato, desde encharcar o repulsivo parasita em água com sabão até sufocá-lo com vaselina e futucá-lo com uma agulha quente. Quando meu amigo descobriu um carrapato preso na virilha, tentou cada uma das técnicas supracitadas, uma após a outra, uivando de dor e descrença. Ele entrou em pânico e o carrapato não arredou patas.

Embora o senso comum nos leve a crer que torrar o carrapato seja o método de remoção mais eficaz, estudos mostram que, na verdade, pode ser o pior. Isso porque embora queimá-lo possa ajudar a removê-lo mais rápido, também piora as chances de recuperação.

Fazer o carrapato sair o mais rapidamente possível é crucial porque a probabilidade de contrair a doença de Lyme ou outra infecção sobe muito após 24 horas. Mas ferir a praga com calor ou qualquer meio violento também traz o risco de fazê-lo regurgitar, aumentando a chance de que transmita o patógeno e aumentando a probabilidade de infecção.

Em 1996, uma equipe de pesquisadores espanhóis relatou que, em seu estudo realizado com dezenas de pessoas que foram parar no hospital depois de extrair um carrapato, aqueles que o removeram espremendo-o, esmagando-o ou queimando-o apresentavam chances bem mais elevadas de desenvolver os sintomas da doença de Lyme e outras complicações quando se comparava com o método adequado de remoção: agarrar o bicho o mais rente à pele possível com pinças e puxá-lo suavemente para fora. Depois disso, é preciso remover quaisquer partes remanescentes e limpar o local com antisséptico.

Não espere conseguir sufocar o parasita com vaselina ou esmalte de unha: pode levar horas até que ele morra sufocado. Outros métodos que não funcionam: puxar, torcer ou bater no carrapato instalado por sob a pele ou cobri-lo com gasolina. Sim, as pessoas já tentaram tudo isso. E, não, nada disso funciona.

Quanto ao meu amigo, nenhuma das técnicas que experimentamos teve êxito. Somente o bisturi de um médico foi capaz de desalojar o carrapato, que, pelo visto, estava instalado havia mais de um dia. Meu amigo não foi infectado, mas ficou meio sem graça quando o médico viu onde o bicho tinha decidido fixar moradia. Para ele, foi uma perda de virgindade do ponto de vista médico.

É RECOMENDÁVEL RETIRAR O FERRÃO DA ABELHA APÓS A PICADA?

O que poderia ser pior num perfeito dia de verão, durante um piquenique com amigos e parentes, do que, de repente, aquela dor súbita, aguda, da picada de uma abelha?

Todo mundo que já sentiu a tão temida fisgada sabe o choque que se leva. Quando criança, não havia nada de que eu tivesse mais medo, sobretudo porque sempre fui um ímã para abelhas, do mesmo jeito que sou para mosquitos. Eu sempre era picado no meio de uma brincadeira de pique ou durante o beisebol. E era o suficiente para acabar com o meu dia.

Mas depois de cada picada, o conselho dos meus amigos ou dos monitores do acampamento era sempre o mesmo: pegue um objeto pontiagudo, force-o cuidadosamente sobre a pele e, com suavidade, levante e retire o ferrão. Eu queria pegar aquela verdadeira arma de fogo encravada na minha pele e simplesmente arrancá-la fora, mas sempre me disseram para não fazer isso. O tal conselho para nunca pinçá-lo ou arrancá-lo tem sido repetido religiosamente nos textos médicos e guias de primeiros-socorros há gerações.

Sempre me pareceu bastante lógico. Como a bolsa de veneno fica presa à base do ferrão, parece que pinçá-lo ou apertá-lo seria como apertar um conta-gotas. Faria com que mais veneno penetrasse na lesão, tornando-a ainda pior e provocando mais dor.

Isso é o que as pessoas geralmente pensam, e eu cresci acreditando nisso. Mas como repórter da área de saúde, descobri que cientistas com experiência na anatomia das abelhas vêm questionando essa ideia nos últimos anos. A analogia com um conta-gotas não faz muito sentido quando consideramos o modo como o ferrão funciona. Quando compreendemos isso, percebemos que é a velocidade, não o estilo da retirada, o que mais importa quando lidamos com um ferrão.

O detalhe fundamental é que as abelhas deixam suas vítimas com mais do que apenas o ferrão e a bolsa de veneno. Também deixam grande parte do conteúdo do abdome, que contém um aglomerado de nervos e músculos que bombeiam vigorosamente mais veneno para dentro da lesão — quase como se fosse um pistão numa válvula — embora a abelha já não esteja mais por perto. Nunca parei para examinar mais detidamente, e tenho certeza de que as pessoas também não fazem isso, mas nos primeiros dez a vinte segundos depois que a abelha, eviscerada, se afasta, o ferrão pode ser visto claramente se contraindo, escavando a carne e liberando mais veneno.

Um estudo publicado no *Journal of Allergy and Clinical Immunology* demonstrou isso quando fez abelhas aferroarem discos feitos de filtro de papel e pesando-os em intervalos de tempo diferentes do processo de picada. Descobriram que o ferrão médio, se for deixado no local sem ser tocado, libera 90% do veneno em cerca de vinte segundos. Trata-se de um prazo bastante curto.

Depois disso, entretanto, uma equipe de entomólogos mais corajosos se dispôs a documentar o que acontece exatamente com diferentes métodos de remoção — usando a si mesmos como cobaias. Num estudo publicado na *The Lancet*, essa brava e algo sádica equipe fez um de seus colegas suportar uma série de injeções de veneno de abelha para saber se o tamanho do inchaço resultante dependia da quantidade de veneno depositado na pele.

Nesse caso, podíamos muito bem ter chegado à resposta, mesmo para os rigorosos padrões da ciência moderna, através da lógica pura e simples. A dor e o tamanho do inchaço, é claro, aumentavam proporcionalmente ao volume de veneno.

Depois disso, a equipe escolheu um voluntário para uma *segunda* experiência, desta vez com o objetivo de ver se o tempo que levava para remover um ferrão afetava o tamanho do inchaço. Fizeram isso da seguinte forma: o voluntário ficava de pé diante de uma colmeia num laboratório, pegava uma abelha-operária e a pressionava contra si mesmo até que ela o picasse. O voluntário então levantava e retirava suavemente os diversos ferrões a intervalos de tempo diferentes, e, em outras ocasiões, ele pinçava o ferrão e o espremia. Essa experiência insana fez com que o voluntário fosse picado cinquenta vezes.

Como era de se esperar, entretanto, o tempo fez toda a diferença. Quanto mais tempo o ferrão permanecia encravado, maior o inchaço provocado — quer fosse pinçado, espremido, arrancado ou levantado e retirado suavemente. Conclusão: não pare para pensar como seria a melhor forma de retirar o ferrão de uma abelha com todo o cuidado. Apenas retire-o dali.

DEVEMOS SUGAR O VENENO DE UMA PICADA DE COBRA?

Todo o mundo, até mesmo um morador de Nova York, pode lhe dizer como tratar uma picada de cobra no meio do mato. Aplique um torniquete, corte a pele, sugue o veneno, cuspa-o e lembre-se de ser mais cuidadoso da próxima vez.

Errado. Apesar do que você viu na televisão e nos filmes, o velho conselho sobre picada de cobra é uma farsa.

Primeiramente, pôr sua boca numa lesão venenosa é a última coisa que se deve fazer. Um estudo publicado no *New England Journal of Medicine* em 2002 descobriu que cortar, sugar ou tentar cortar a irrigação sanguínea da região da picada é uma medida mais prejudicial do que benéfica porque lesiona nervos, compromete os vasos sanguíneos e aumenta o risco de que uma infecção grave se desenvolva.

Essa medida também atrasa um atendimento médico adequado. O que uma picada por cobra venenosa exige é um soro antiofídico e tratamento de emergência, por isso, o melhor que se pode fazer é levar a vítima para um local de atendimento médico o mais rapidamente possível. Em geral, isso não é complicado. Poucas pessoas chegam a morrer por picada de cobra, e as que morrem registram o óbito seis a oito horas após o ataque, por isso há tempo suficiente para chegar a um hospital.

A importância do atendimento médico é simplesmente indispensável nesses casos.

É o que diz, por exemplo, o dr. Barry S. Gold, professor-assistente de medicina do Hospital Johns Hopkins e consultor de zoológicos e centros de soro antiofídico. Com suas décadas de experiência em casos de picada por cobra venenosa, Gold explica com um ar ligeiramente divertido que já viu muitas pessoas assumirem atitudes estúpidas após terem sido atacadas por cobras. As vítimas já chegaram até mesmo a usar aparelhos de eletrochoque, fios elétricos e baterias de carro em si mesmas para tentar neutralizar o veneno da picada. Um homem se conectou à bobina de um motor de barco porque acreditava que um choque bem forte poderia salvá-lo.

Nem é preciso dizer que quando esse tolo voltou a si, a picada da cobra era a menor de suas lesões.

"A única coisa que funciona é ir para um hospital", Gold faz questão de esclarecer.

Mais de sete mil norte-americanos são picados por cobras venenosas todos os anos. E, acredite se quiser, a maioria dessas pessoas se encaixa num determinado perfil. A vítima típica é homem, branco, tem vinte e poucos anos, pelo menos uma tatuagem e está bêbado na hora do ataque. Não sabemos o que você fará com uma informação dessas, mas isso provavelmente explica o seguinte: a maioria dos ataques acontece quando as pessoas estão indo atrás de algum bicho e tentam pegá-lo com as mãos. As cobras normalmente não saem por aí procurando a quem picar.

Se você for picado, sentirá náusea, fraqueza e outros sintomas em cerca de trinta minutos. Nesse caso, deve fazer o que puder para se aquecer e manter a parte do corpo que foi lesionada em altura inferior à do coração. Não faça nada que acelere seus batimentos cardíacos porque isso aumenta a absorção do veneno na corrente sanguínea. Vá para um hospital o mais rápido possível. Se isso não for possível, então pode usar um torniquete, mas não tente sugar o veneno nem aplique choques em si mesmo.

É VERDADE QUE DEVEMOS NOS FINGIR DE MORTOS QUANDO ATACADOS POR UM URSO?

Há alguns anos, passei o verão fazendo uma travessia de bicicleta de New Haven até Seattle com um grupo de amigos. Mais ou menos na metade do caminho, quando chegamos no Parque Nacional de Yellowstone, um amigo me lembrou que se chegássemos perigosamente perto de um urso quando estivéssemos pedalando, eu deveria me jogar no chão, me encolher todo como um tatu-bola e me fingir de morto.

Vamos deixar de lado por um segundo o fato de que se eu chegasse a ficar cara a cara com um urso no meio do nada ficaria tão paralisado de pavor que provavelmente perderia minha capacidade de pensar, para não falar do controle sobre uma série de outras funções do organismo. Por que fingir-se de morto deveria ser uma boa ideia? Se o urso estiver procurando comida, isso não facilita ainda mais o trabalho dele, fazendo de mim um bobo morto?

Eu não conseguia me imaginar aceitando esse destino de forma tão passiva, literalmente deitado no chão, e, por isso, quando cheguei em casa, me debrucei sobre a literatura científica. Fiquei surpreso ao saber que a estratégia de fingir-se de morto diante de um ataque iminente não é exclusiva dos seres humanos. Os cientistas a chamam de imobilidade extrema, e estudos mostram que a lista de animais que se fingem de mortos inclui desde os gambás até bisões, patos, coelhos e cobras.

Os animais, como os seres humanos, se fingem de mortos por presumir que o predador irá perder o interesse ou abandonar o impulso de ataque e cometer um erro crucial que nos dará a chance de fugir dali. Um estudo realizado nos anos 1970 investigou o que acontecia quando raposas criadas em cativeiro tinham a liberdade de perseguir patos. Em todos os casos, os patos deixavam o corpo amolecer quando elas os pegavam. Às vezes, isso dava certo. As raposas os levavam para um local seguro e lhes davam as costas novamente, dando aos astutos patos a chance de fugir.

Só que essa estratégia não funcionava com muita frequência. Na maioria das vezes, isso só facilitava o trabalho do predador. Do mesmo modo, nem sempre é uma boa ideia fingir-se de morto diante de ursos, sobretudo porque diferentes espécies atacam por razões diferentes e reagem de formas diferentes.

Em geral, ataques de ursos podem ser divididos em dois grupos: predatórios e defensivos. Cada um exige uma estratégia distinta. O urso negro e o urso pardo, os dois cuja probabilidade de encontrarmos na natureza é a mais alta, podem fazer os dois tipos de ataque.

O urso pardo tende a fazer ataques defensivos, quando o animal se sente ameaçado. Fingir-se de morto com a barriga para baixo e cobrindo a cabeça e os pescoço faz com que o urso saiba que você não é uma ameaça e pode fazer com que ele se afaste.

O urso negro, por outro lado, é menor e mais tímido do que o pardo e normalmente foge dos seres humanos. Mas quando chegam a atacar, o motivo em geral tem natureza ofensiva, o que significa que fazer-se de morto não irá funcionar. Muito menos sair correndo. Seja morro acima, morro abaixo ou numa planície, não importa — qualquer urso corre mais rápido que qualquer ser humano. Além disso, correr só faz com que você pareça ainda mais uma presa.

Se parecer que o urso está querendo a sua comida, é melhor jogá-la no chão e ir recuando. Mas se ele continuar pressionando, seja agressivo. Grite, berre, bata em objetos, ou use spray de pimenta. Fique de pé e erga os braços acima da cabeça. Procure parecer o maior possível para assustá-lo. Todos os parques nacionais dos Estados Unidos, e diversas outras entidades concordam que circunstâncias diferentes pedem medidas diferentes. Nem sempre o melhor é assumir a postura de um lanche fácil.

É POSSÍVEL AFASTAR UM TUBARÃO DANDO UM SOCO EM SEU FOCINHO? E FOI A COR BERRANTE DA NOSSA ROUPA DE BANHO QUE CHAMOU A ATENÇÃO DELE?

Esqueça por um momento que as chances de ser atacado por um tubarão na praia são minúsculas. Agora, imagine que um mergulho no mar neste verão se converteu num tenso encontro com um grande tubarão branco, e aquela enorme cabeça está ao alcance da sua mão, com as poderosas mandíbulas prontas para se fecharem sobre você.

Se você passa muito tempo assistindo ao Discovery Channel, pode acabar ouvindo que o que deve ser feito é dar um soco no focinho do tubarão. Esse, segundo os programas de TV, é o ponto mais sensível desse animais, e por isso faz sentido mirar exatamente ali.

Quer dizer, se você planeja escapar. Apesar da crença popular de que o focinho do tubarão corresponde ao nosso calcanhar de aquiles, as áreas mais sensíveis desse predador são na verdade os olhos e as guelras. Mirar no focinho, região que, segundo os especialistas, não é especialmente delicada, é como usar as mãos para apagar um incêndio.

"Se você errar o focinho, a boca está infelizmente muito próxima", observou R. Aiden Martin, zoólogo e diretor do Centro de Pesquisas de Tubarões de Reefquest, em British Columbia. "Não é uma boa ideia."

Martin, como especialista no comportamento dos tubarões e mergulhador experiente, deve saber o que está falando. Ele já passou mais de catorze mil horas no mar e mergulhou ao lado de dezenas de espécies de tubarões e arraias.

De acordo com estudos, a maioria dos ataques de tubarão pode ser dividida em dois grupos. Os dos grandes tubarões brancos, o rei dos mares, o qual, devido a seu tamanho, é especialmente perigoso e, como se sabe, pode atacar sem ser provocado. E há os ataques de todos os outros tubarões, que muitas vezes acontecem quando eles se sentem ameaçados — por exemplo, quando um banhista entra em águas que são a área onde ele se alimenta, perto de algum cardume.

Em ambos os casos, entretanto, os ataques raramente são fatais. Menos de cem pessoas no mundo inteiro são atacadas por tubarões, e menos de um terço acaba morrendo. Um estudo publicado na revista *Trauma* examinou 86 ataques consecutivos na costa da África do Sul e descobriu que 81% das vítimas sofreram "lesões relativamente leves", enquanto cerca de 10% foram mortas.

Ou seja, se não existe um modo fácil de repelir um ataque de tubarão, existe algo que você possa fazer para impedir que um tubarão o detecte se você acabar invadindo o lado errado dos recifes de coral? Existe outra crença popular segundo a qual não se deve usar nada muito colorido em águas infestadas por tubarões, uma vez que eles supostamente são atraídos por cores vibrantes. Essa ideia teve origem em estudos realizados há muitos anos, que acompanharam grupos de mergulhadores da marinha americana e descobriram que os pesquisados usavam pés de pato chamativos ou qualquer elemento muito colorido em seus trajes de mergulho aumentavam as chances de serem atacados ou de serem considerados alvo.

A verdadeira razão disso, entretanto, está no contraste, e não na cor vibrante em si. Como qualquer predador, os tubarões procuram presas com quaisquer características que as distinga dos demais indivíduos, um possível sinal de que o animal esteja ferido ou apresente alguma anormalidade que o torne mais vulnerável. "Os tubarões são muito bons para detectar essas diferenças sutis", Martin explica.

Tão bons, aliás, que é improvável que o tubarão confunda um mergulhador com uma foca, outro mito bastante difundido. Quando um grande tubarão branco ataca uma foca, por exemplo, ele avança sobre o animal a uma velocidade de 48 quilômetros por hora e o faz voar para fora d'água com uma força devastadora. Quando aborda um mergulhador, aproxima-se lentamente, com movimentos estudados.

Não se preocupe. Você nunca ficaria sabendo disso pelo telejornal da noite, mas a última coisa com que tem de se preocupar na praia neste verão é ataque de tubarão. Os riscos de afogamento são muito maiores.

DEPOIS DE COMER, É PRECISO ESPERAR 45 MINUTOS PARA PODER NADAR?

Pense em quantas horas as pessoas gastam à beira das piscinas ou na areia da praia todo verão contando os minutos desde que fizeram a última refeição para não descumprir uma das regras mais básicas de quem cai na água: nunca nade com o estômago cheio.

Eu, pessoalmente, já perdi horas me autorrecriminando por não ter tido força de vontade suficiente para segurar minha fome e deixar para almoçar na volta para casa. Só uma vez consegui reunir coragem para reduzir os 45 minutos de espera para 30. Depois de entrar na água, ficou tudo bem. Nada de errado aconteceu, pensei, e, por algum milagre, nem tive cãibras.

Graças a isso, me dei conta de que essa história era um mito: não é preciso esperar 45 minutos, disse a mim mesmo, só é preciso esperar 30.

Você provavelmente já ficou inventando alguma coisa para passar o tempo também.

A verdade, entretanto, é que não é preciso esperar tempo algum.

A teoria por trás desse conselho aceito quase universalmente é que o processo de digestão aumenta o fluxo sanguíneo no estômago — distante dos músculos utilizados quando se nada — o que produz cãibras, que podem aumentar o risco de afogamento.

Embora seja concebível que nadar incansavelmente de estômago cheio possa levar a cãibras — o estômago só se esvazia por completo após quatro horas — para a maioria dos banhistas amadores as chances são muito pequenas. Mesmo que você tenha cãibra quando estiver nadando, até que ponto seria tão difícil sair da piscina ou voltar para a areia? Não admira que pelo menos um estudo que tenha investigado os afogamentos nos Estados Unidos tenha descoberto que menos de 1% deles aconteceu depois que a vítima fez uma refeição.

Refeições que incluam uma ou duas bebidas alcoólicas são outra história. Em 1989, um estudo publicado na *Pediatrics* examinou quase cem adolescentes que se afogaram no estado de Washington e descobriu que 25% estavam bêbados. Um ano mais tarde, um estudo envolvendo centenas de adultos que morreram afogados na Califórnia descobriu que 41% dos casos estavam relacionados com o álcool.

Parece que os bares de beira de piscina ou praia nos resorts e hotéis não são uma ideia tão bacana, afinal.

CAMINHAR NA CHUVA NOS DEIXA MAIS SECOS DO QUE CORRER?

Quando pega de surpresa num temporal sem guarda-chuva, a maioria das pessoas acelera o passo. Não é uma decisão que deveria nos obrigar a pensar muito. Porém, durante décadas as pessoas têm dito que quem sai correndo debaixo de chuva se molha mais.

Quando corremos, uma porção maior do nosso corpo é exposto às gotas de chuva, argumentam os partidários da tese. Digamos que você decida sair correndo a toda velocidade — não iria se chocar com mais gotas, fazendo a parte da frente do seu corpo se molhar mais? A maioria das pessoas não pensaria em incluir essa entre as questões mais insistentes da ciência moderna. Porém, com o passar dos anos, um pequeno exército de cientistas tem investido uma quantidade surpreendente de tempo e intelecto na resolução de algo que parece indiscutível, publicando estudo após estudo, alguns com títulos complicados como "Velocidade otimizada para transpor uma chuva constante", e outros que vão direto ao ponto, "Vale realmente a pena correr na chuva?"

Na pior das hipóteses, a pesquisa sobre essa questão demonstra como os cientistas têm uma capacidade excepcional para pegar uma questão simples, dissecá-la impiedosamente, analisá-la nos mínimos detalhes e apresentar uma resposta complicada — tudo para o bem do conhecimento.

Um dos primeiros estudos a investigar essa ideia chegou a diversas conclusões, sendo que a mais importante faz lembrar um antigo enigma: "Maximizar a velocidade sob chuva irá minimizar sua ação." Traduzindo: passe menos tempo na chuva, molhe-se menos. O número de gotas de chuva que nos atingem por cima não é afetado pela velocidade, mas o número de gotas contra às quais corremos é. Em outras palavras, você deve correr e se inclinar para a frente.

Então, em 1987, um físico italiano concluiu que se a distância for suficientemente curta, correr deixará a pessoa menos molhada do que caminhar — embora fique apenas 10% mais seca. Traduzindo: correr não vale o esforço. Essa descoberta era condizente com a conclusão de outro estudo conduzido por um pesquisador britânico em 1995, segundo o qual não faz diferença se a pessoa caminha ou corre, uma vez que as diferentes variáveis cancelam-se mutuamente.

Talvez a palavra final sobre o assunto tenha vindo por intermédio de dois meteorologistas do Centro Nacional de Dados Climáticos da Carolina do Norte. Suspeitando que os estudos anteriores tivessem superestimado o ritmo de caminhada da pessoa média, eles fizeram ajustes para comportar certas variáveis: o efeito do vento e o fato de que quem corre tende a se inclinar para frente, protegendo o peito, mas expondo as costas.

Para testar suas descobertas na prática, os dois pesquisadores fizeram eles mesmos a experiência. Esperaram que chovesse, então puseram roupas secas idênticas que tinham sido pesadas de antemão e forraram a parte de dentro da roupa com plástico para reter toda a água que ali entrasse. Um decidiu andar, o outro decidiu correr. Num trecho de cem metros, descobriram que correr sob a chuva forte os mantinha mais secos — em até 40%.

Essa descoberta esperou anos para ser obtida pelos cientistas. Mas depois que escrevi pela primeira vez sobre esse mistério dos nossos tempos, Jonathan Kaufman, leitor que mora em Nova York, ressaltou o óbvio.

"Os resultados dos estudos científicos nos levam a crer, ao contrário da crença popular, que correr na chuva mantém a pessoa um pouco mais seca do que caminhar na chuva. Diria que concordo, embora o aspecto mais importante não tenha sido contemplado: correr significa que você estará fora da chuva antes dos outros!"

O CLIMA FRIO PODE REALMENTE CAUSAR RESFRIADO?

O que seria pior do que um inverno frio, amargo e sombrio, a não ser, claro, os intermináveis espirros e a fungação que sempre o acompanham?

Não é de admirar, portanto, que o clima frio e sua ligação com o resfriado comum venha sendo alvo da cultura médica há séculos. Ao longo de toda a história, cientistas têm tentado encontrar a origem dessa falácia, fazendo estudo após estudo e usando legiões de corajosos voluntários para descobrir se alguém pode realmente ficar resfriado porque pegou friagem.

O senso comum diz que sim. Se você é temerário o suficiente para sair no meio do inverno com o cabelo molhado, roupas úmidas ou sem a ajuda de boas camadas de agasalho, então o inverno certamente voltará sua ira contra você. Toda mãe ou médico de família lhe dirá isso.

Os cientistas, entretanto, também fazem questão de dizer há séculos que a relação direta entre a doença e o frio é uma ilusão, argumentando que os resfriados são mais comuns no inverno apenas porque o clima faz as pessoas ficarem mais em casa, onde os germes têm mais chance de passar de uma pessoa para outra.

Para provar essa teoria e desfazer o que parece ser uma ligação tão clara como a luz do dia para a maioria das pessoas, pesquisadores já fizeram coisas extraordinárias e até mesmo cômicas. Nos anos 1950, um grupo recrutou centenas de adultos que foram expostos a muco infectado e então os separou em dois grupos. Um se sentou numa sala a temperatura de 15ºC só de meias e roupa íntima, enquanto outro grupo — protegido com roupas de inverno — foi trancado num enorme frigorífico durante duas horas. Dias depois, os cientistas descobriram que os pesquisados tinham se resfriado exatamente na mesma proporção que um grupo de controle que foi mantido aquecido.

Ao longo dos anos, outros estudos têm tentado atingir os mesmos objetivos de formas semelhantes, obrigando voluntários expostos a muco infectado a caminhar em ambientes frios com roupa molhada ou úmida, seca e até sem roupa nenhuma. Outros estudos se concentram em pessoas com o cabelo molhado; outros ainda obrigaram as pessoas a se sentar dentro de frigoríficos para saber se é de fato a proximidade que facilita a transmissão do resfriado.

Quase todos chegaram à mesma conclusão: é a proximidade e a higiene, não a temperatura, que importa.

Até que, algumas décadas atrás, os cientistas descobriram a causa mais comum do resfriado — o rinovírus — e começaram a observar seus efeitos sobre o sistema imunológico. Será que o tempo frio poderia de algum modo enfraquecer o sistema imunológico, facilitando o trabalho de contágio do rinovírus? Ao estudarem esse vírus, descobriram que ele causa a maior parte do estrago não no inverno, mas na primavera e no outono, quando o tempo está úmido. Trata-se também de épocas, como no inverno, nas quais as pessoas ficam mais em casa para fugir da umidade do lado de fora.

Com esse novo dado, os cientistas estão descobrindo que a resposta para essa questão não é tão clara quanto parecia antes. A maré está virando a favor da velha opinião popular, com cada vez mais pesquisas descobrindo que uma queda na temperatura do corpo pode de fato abrir as portas para um resfriado. Um estudo bastante minucioso demonstrou isso em 2005 ao fazer com que centenas de infelizes voluntários ficassem com os pés descalços dentro da água gelada durante longos períodos, enquanto outros se mantiveram secos. Em cinco dias, 29% do grupo que se expôs ao frio ficaram com a garganta inflamada e tiveram coriza, comparados com menos de 10% do segundo grupo.

O estudo, conduzido no Centro de Resfriado Comum do País de Gales, foi um dos mais convincentes realizado até hoje. E reforça o que muitos cientistas dizem ser a conclusão predominante: ambas as teorias sobre o aumento dos resfriados durante o tempo frio estão corretas. As pessoas pegam mais resfriado no inverno em parte porque o tempo ruim faz com que fiquem enfurnadas em casa, mas também porque as baixas temperaturas deprimem sua imunidade, tornando-as mais suscetíveis a serem infectadas ou favorecendo o desenvolvimento de qualquer infecção latente que já esteja em curso.

Seja como for, é melhor manter-se aquecido.

A ARTRITE SOFRE ALGUMA INFLUÊNCIA DAS MUDANÇAS CLIMÁTICAS?

Hoje em dia, todos sabemos que o chiclete não leva sete anos para atravessar o sistema digestivo, e que uma maçã por dia não é o suficiente para manter uma pessoa saudável. Mas, sem dúvida, todos os milhares, senão milhões, de pessoas que dizem que sua artrite piora ou melhora conforme o clima não podem estar erradas, certo?

Como poderiam estar? Essa é uma ideia que remonta a Hipócrates, o pai da medicina, que cunhou o termo *artrite* e escreveu sobre sua relação com o clima em 400 a.C. Hoje em dia, quase 60% dos norte-americanos com artrite reumatoide acreditam que o problema varia com as mudanças climáticas; muitos dizem que conseguem sentir nos ossos quando uma tempestade se aproxima.

Ora, Hipócrates também acreditava que as pessoas desenvolviam artrite porque comiam demais, e que a doença era agravada por venenos do corpo que precisavam ser drenados. Se você perguntar à maioria dos cientistas hoje, eles dirão que o tempo não tem nenhuma influência sobre a artrite, ou, se tem, é semelhante à influência que a dança da chuva tem sobre as tempestades.

Se a artrite desaparece e torna a aparecer ao sabor das intempéries ou não é uma das questões que mais divide a literatura médica. Anos de pesquisa produziram estudos que são ao mesmo tempo contraditórios e confusos. Alguns mostraram que a dor aumenta quando as taxas de umidade ou a pressão atmosférica estão mais altas, enquanto outros descobriram que, nessas mesma condições climáticas, a dor diminui. Alguns descobriram que as mudanças no tempo afetam a dor da artrite instantaneamente, enquanto outros dizem que isso leva alguns dias.

Porém a maioria dos estudos descobriu que não há nenhuma ligação. Uma equipe de pesquisadores acompanhou 18 pessoas com artrite durante 15 meses e não encontrou nenhuma relação entre o nível de dor que os pesquisados sentiam e os boletins meteorológicos da região. Outro grupo monitorou 75 pacientes que sofriam de artrite reumatoide, comparando suas anotações diárias durante um período de 75 dias com os boletins meteorológicos locais, e, com efeito, descobriu que os níveis de dor declarados por cada um eram maiores durante os dias frios e encobertos e logo depois de dias de alta pressão atmosférica. Mas, no todo, o efeito não foi estatisticamente expressivo.

A maioria dos cientistas acredita que a questão é uma ficção do instinto humano, em especial a tendência inata a procurar ordem onde não existe nenhuma e a inventar regras para explicar acontecimentos aleatórios. Se nossas articulações doem frequentemente ou apenas em ocasiões esporádicas, procuramos um motivo, e é fácil atribuir isso a eventos externos, dizem esses cientistas, sobretudo se as pessoas já vêm fazendo isso há séculos.

Mas nem todo o mundo acredita nisso. Outra forte possibilidade é que as mudanças climáticas influenciam apenas os tipos de artrite que são inflamatórias, e que a maioria dos estudos não encontrou uma relação porque reuniu diversas variedades de artrite. Quando consideramos que na artrite reumatoide a quantidade de líquido lubrificante nas articulações aumenta, não é difícil imaginar de que modo as temperaturas mais baixas e mudanças na pressão atmosférica poderiam afetá-lo.

Um longo estudo publicado na revista *Rheumatology* em 2002 mostrou exatamente isso: as pessoas que sofrem de artrite reumatoide têm maior propensão a se queixar mais de dor nos dias com temperatura baixa, pressão atmosférica e umidade alta, quando comparadas com quem sofria de osteoartrite. Outros estudos descobriram um fenômeno semelhante entre pessoas com diversos tipos de doença inflamatória.

Sempre que converso sobre a questão, alguém me lembra de uma coisa que uma mulher de Nova Jersey escreveu para mim pouco depois da primeira vez que escrevi sobre a relação entre artrite e o clima, em 2004. A mulher, Brenda Cummings, expressou uma sensação partilhada por muitas pessoas.

"Por que os médicos e cientistas não podem simplesmente acreditar no que as pessoas dizem a respeito da dor que sentem? É a mesma coisa que considerar histérica uma mulher com desequilíbrio hormonal, em vez de respeitá-la." O interessante é que na mesma edição do jornal havia um artigo sobre a capacidade, ou a incapacidade, que os médicos tinham de ouvir os pacientes.

"Na condição de pessoa com artrite, posso dizer, sem sombra de dúvida, que minha doença é influenciada pelas mudanças do tempo, e nenhum estudo vai mudar esse fato."

Muito bem.

A MAIOR PARTE DO CALOR DO CORPO ESCAPA PELA CABEÇA?

Ponha um gorro, mamãe sempre dizia. É a mesma advertência que todos os pais dão a seus filhos quando estes vão sair nas noites geladas de inverno. Para muitas pessoas, isso significava ter nossa cabeça toda enrolada em capuzes, protetores de orelha e cachecóis antes de obtermos permissão para botar o pé fora de casa.

Todos sabemos que nossos pais, que Deus os abençoe, dão esses conselhos com a melhor das intenções. Mas a crença popular que os explica, permitam-me dizer, está equivocada. Apesar do que muita gente ouviu dizer — que metade, a maior parte, dois terços, ou qualquer outra porcentagem significativa do calor do corpo escapava pela cabeça nos dias frios de inverno — isso simplesmente não é verdade.

Acredite se quiser, trata-se de uma crendice que tem origem em pesquisas militares. O dr. Daniel I. Sessler, especialista em hipotermia que investigou o mito, me explicou de modo algo divertido que, há cerca de cinco décadas, os militares, seja qual tenha sido o motivo, decidiram realizar testes sobre a perda de calor do corpo vestindo pessoas com trajes de sobrevivência no Ártico e expondo-as a frios rigorosos. O resumo da história é que esses trajes cobriam as pessoas apenas do pescoço para baixo, por isso, é claro, a maior parte do calor do corpo escapou pela cabeça, coisa que, pelo visto, ninguém naquela época pareceu perceber.

Sessler, um anestesista inteligente e barbudo, membro de uma família de cientistas, riu ao ressaltar o óbvio: essa não era uma comparação justa. Se fizéssemos a mesma experiência com pessoas usando trajes de banho, apenas por volta de 10% da perda de calor se daria pela cabeça.

O fato é que a quantidade de calor liberada por qualquer parte do corpo depende em grande parte da sua superfície. Quanto mais área houver, mais calor irá escapar. Portanto, num dia frio, você sempre irá perder mais calor por um braço ou perna expostos do que pela cabeça desprotegida.

Existe outra razão pela qual as pessoas acreditam que o calor do corpo escapa pela cabeça. É que estudos descobriram que o rosto, a cabeça e o tórax superior são cerca de cinco vezes mais sensíveis a mudanças de temperatura do que as demais partes do corpo. Isso cria a ilusão de que cobrir essas áreas retém mais calor, embora, na realidade, cobrir outra parte do corpo exerce o mesmo efeito na redução geral da perda de calor.

Quando está frio, nosso corpo reage de diversas maneiras. A primeira é contrair os vasos dos braços e das pernas, o que reduz a irrigação sanguínea das extremidades. Isso protege o cérebro e os órgãos vitais contidos no tronco, mas deixa os dedos das mãos e dos pés correndo risco de congelar. Na verdade, nosso corpo sacrifica os dedos, que não são indispensáveis. Outra reação ao frio é tremer, o que gera calor.

Também nos arrepiamos quando expostos ao frio, embora, devido à evolução, isso não tenha mais uma função muito importante. Na época em que os seres humanos tinham muito mais pelos no corpo, a contração dos minúsculos músculos na base de cada fio criava uma camada felpuda protetora que ajudava a reter o calor do organismo. Diferentemente de outros mamíferos, já que não temos mais tantos pelos no corpo (bem, pelo menos a maioria das pessoas não tem), isso não funciona mais, e acabamos apenas com a pele arrepiada.

11
PARA UMA SONECA PERFEITA
Uma boa noite de sono

O sono, como o escritor britânico Charles Caleb Colton escreveu certa vez, é um feixe de paradoxos. Nos entregamos a ele com relutância, mas o abandonamos com pesar.

O sono pode ser uma das atividades humanas mais fundamentais, mas é alvo de muitas perguntas intrigantes, e talvez a mais misteriosa de todas seja também a mais fundamental: por que, exatamente, precisamos dormir?

Apesar dos mais de cinquenta anos de intensa pesquisa sobre o motivo, a natureza e os mecanismos que são os fundamentos do sono, ninguém até hoje — nem mesmo o mais brilhante cientista — sabe explicar seu propósito essencial. Passamos metade da vida inconscientes. Não deveríamos saber por quê?

Nos anais da psicologia, nenhum outro comportamento humano — sexo, linguagem, desejo — tem resistido tanto à tentativa de escavar seus segredos mais profundos com tanta tenacidade como o sono.

Será que o sono se desenvolveu como uma forma de proteger os animais, mantendo-os fora da vista dos outros durante a noite, quando os predadores estivessem à espreita? Se foi isso, então por que, em vez de meramente nos escondermos por algumas horas uma vez por dia, nos vemos inexoravelmente impelidos a entrar num estado em que nosso cérebro se desliga? Isso não parece tão útil assim para a integridade física de um ser vivo.

Será que dormimos porque precisamos do estágio chamado movimento rápido dos olhos, ou REM — o estágio profundo do sono, restaurador, que consolida porções de conhecimento para que possamos abrir espaço para novas memórias? Isso faria bastante sentido do ponto de vista científico. Mas algumas formas de memória, como as coisas que fazemos no automático ou o que aprendemos pela repetição, não são afetadas pelo sono. E como devemos interpretar os quatro estágios fora o do movimento rápido dos olhos, aqueles que parecem exercer um papel pequeno, se é que exercem algum, na consolidação da memória? Qual a função deles?

Talvez nosso cérebro e nosso corpo veja o sono como um período para se recuperar do desgaste da rotina de trabalho diário, um tempo para nosso corpo se restabelecer e se desenvolver sob diversos aspectos. Mas essa teoria também tem seus problemas. Sabemos através de estudos que a privação do sono não altera drasticamente nossos processos de recuperação, nem retarda o crescimento muscular de órgãos e tecidos.

Portanto, após todos esses anos, devamos aceitar o que na nossa sociedade tão acelerada, que dorme tão pouco e se estimula tanto, parece ser a explicação mais simples e provável para o sono: trata-se de um sintoma da privação de cafeína.

Ninguém sabe dizer com certeza, pelo menos ainda não.

Porém, enquanto a resposta para essa que é uma das perguntas mais intrigantes sobre o desejo humano de se entregar ao sono uma vez por dia permanece um mistério, milhares de estudos vêm ajudando a lançar luz sobre outras questões sobre o sono que, para a pessoa comum, são tão intrigantes quanto. Muitas das respostas para essas questões podem afetar drasticamente o modo como decidimos levar nossa vida.

Perguntas complicadas como: dormir demais faz mal? Precisamos de menos horas de sono à medida que envelhecemos? Bocejar é *realmente* contagioso? E, é claro, a questão por que todos os viciados em café aguardam: o que contém mais cafeína — o chá ou o café?

O QUE CONTÉM MAIS CAFEÍNA – CHÁ OU CAFÉ?

Talvez seja um reflexo da nossa luta constante para afugentar o sono, ou simplesmente a vontade irresistível de receber aquele estímulo quase elétrico de uma boa caneca de café preto. Nos Estados Unidos, mais de 80% das pessoas ingere cafeína de uma forma ou de outra todos os dias. No mundo inteiro, trata-se da droga mais popular, bem na frente da nicotina e do álcool. Alguns antropólogos especulam que seu uso possa remontar à Idade da Pedra.

Não obstante, muitas pessoas que começam o dia com qualquer uma das duas fontes mais comuns de cafeína — café e chá — provavelmente não saberiam dizer com segurança qual contém mais da substância. Essa confusão não é uma surpresa. Levando-se em conta o peso, o chá tem mais cafeína do que o café. Mas embora meio quilo de folhas de chá possam render centenas de xícaras de chá, a mesma quantidade de grão torrado renderá menos de cem xícaras de café, tornando-o mais eficiente para mostrar seus efeitos.

Dependendo da mistura de folhas de chá, da marca e do tempo de infusão, uma xícara de chá de 220 gramas pode conter algo entre 20 a 90 miligramas de cafeína, enquanto uma quantidade igual de café varia entre 60 e 180 miligramas. E quanto mais tempo o chá permanecer em infusão, mais cafeína conterá: o chá que fica em infusão por um minuto pode conter até 35 miligramas para cada 140 gramas, enquanto o que fica cinco minutos pode conter até 50 miligramas para a mesma quantidade. E quanto ao chá que fica em infusão por vinte ou trinta minutos? Vamos ser sinceros. Quem tem tanto tempo sobrando?

No caso do café, grãos bem moídos que produzem um pó fino que passa pelo método de gotejamento gera o máximo de cafeína. O método de filtragem gera um pouco menos da substância e o café instantâneo é o que a contém em menor quantidade. Mas uma xícara de qualquer uma dessas bebidas possui mais cafeína do que uma lata de 355 ml, ou 340 g de Coca-Cola, que contém cerca de 45 mg.

Versões descafeinadas tanto do chá como do café, por sua vez, contêm menos de 5 miligramas de cafeína, o que é mais ou menos a mesma coisa que 28 gramas de chocolate. Chá preto e chá verde são mais ou menos equivalentes. Mas a maioria das pessoas adeptas do chá não sabe que a bebida contém outro forte estimulante além da cafeína, chamado teofilina. Embora seja menos potente que a cafeína, em doses suficientemente altas pode acelerar o sistema nervoso central. Uma xícara de chá de 150 ml contém cerca de 1 ml de teofilina.

Para os mais determinados que preferem sua dose diária na forma de pílulas, existem diversas opções no mercado, contendo 200 miligramas de cafeína. Mas, seja qual for o método escolhido, lembre-se que décadas de pesquisa já provaram que nenhuma quantidade de cafeína, seja qual for a forma, é capaz de combater a sonolência tão bem quanto uma boa noite de sono.

DORMIR DEMAIS FAZ MAL?

A maioria dos adultos, que dirá adolescentes, adoram desligar o despertador e dormir até mais tarde. Vamos para a cama tarde, acordamos cedo e passamos o dia tomando café, comendo doces, bebendo refrigerantes e emendando um cigarro no outro, tudo no esforço de adquirir mais ânimo para encarar o dia, para no final começar tudo de novo dali a algumas horas.

O que dizem é que todo esse tempo que deixamos de dormir acaba cobrando seu preço. Isso nos afeta fisiologicamente, nos deixando cansados, estressados e até com sobrepeso. E afeta as pessoas que nos cercam, nos deixando irritados, lerdos e aumentando as chances de que causemos acidentes no trabalho e no trânsito.

Entretanto, imagine por um segundo que fosse o contrário. Imagine se as oito horas de sono que os especialistas recomendam há tanto tempo pudessem na verdade nos fazer mal. E se sono em excesso, na verdade, fosse muito pior que sono de menos?

É exatamente essa a suspeita dos cientistas. Livre-se das velhas ideias sobre quanto seria dormir demais e quanto seria dormir de menos. As pesquisas sobre o tema foram viradas do avesso em 2002 quando um estudo realizado com mais de um milhão de adultos americanos descobriu — após fazer os ajustes que levavam em conta a idade, a dieta, o tabagismo e outras variáveis importantes — que dormir mais de sete horas por noite está associado com um tempo de vida menor.

A descoberta foi chocante. No período de seis anos no qual a pesquisa foi realizada, o risco de morrer subia à medida que a pessoa dormia por mais de sete horas. Os pesquisados que dormiam em média oito horas apresentavam chance de morte 12% mais alta, e as pessoas que tomavam remédio para dormir também tinham maior probabilidade de morrer mais jovens.

Seis a sete horas de sono por noite parece ser a dose mágica que leva a uma maior longevidade.

Um único estudo com descobertas tão inesperadas quanto essas muitas vezes pode ser visto pela população incrédula como um caso isolado. Porém, desde sua publicação, diversos outros estudos, incluindo um realizado na Universidade de Brigham e no Hospital Feminino, em Boston, chegaram à mesma conclusão.

Também já foi mostrado com muita clareza que a expectativa de vida diminui à medida que o tempo de sono cai abaixo de sete horas, embora não com a mesma intensidade que acontece quando se dorme oito horas ou mais.

A parte mais interessante de tudo isso, entretanto, é que ninguém sabe exatamente por que dormir mais de sete horas por dia acaba sendo tão prejudicial à saúde. Dormir demais pode ser como comer em excesso. Podemos comer mais do que precisamos, beber mais do que precisamos, exagerar nos doces e no álcool, e aproveitar cada uma dessas coisas. Mas, no final das contas, pagamos um preço por esses excessos, na forma de ganho de peso, doenças e outros problemas de saúde.

Pode haver algum aspecto semelhante, desconhecido, relacionado ao sono, que também atue contra nós. Mas também existe a forte possibilidade de que o sono em excesso possa, no final das contas, não ser causa de enfermidades, mas efeito de uma enfermidade. Pessoas que dormem mais podem simplesmente ter doenças não diagnosticadas que causam fadiga — diabetes, apneia do sono, problemas cardíacos — e sofrer uma morte prematura. A maioria dos especialistas no sono reluta em afirmar algo categoricamente porque a relação entre o excesso de sono e um tempo de vida mais curto, tecnicamente, ainda é uma correlação. Causa e efeito ainda não foram detectados.

Enquanto isso, pode ser bom encarar a relação pela aparência. Encare-a como a forma que seu corpo tem de lhe dizer para deixar de ser preguiçoso e ir aproveitar o dia.

O SONO PODE INSPIRAR IDEIAS CRIATIVAS?

A história nos leva a crer que um surto de inspiração criativa, ou até mesmo a solução para um problema desconcertante, podem surgir de uma atividade inconsciente durante o sono.

Dmitri Mendeleev creditou sua descoberta da tabela periódica a um sonho que lhe mostrou onde pôr os elementos. Friedrich August Kekulé von Stradonitz concebeu a forma do anel de benzeno numa visão onírica de uma cobra mordendo o próprio rabo. E Otto Loewi, ganhador do Prêmio Nobel, disse que a ideia para sua experiência com o coração de rã, que lhe valeu o prêmio, provando o conceito de neurotransmissão química, lhe ocorreu num sonho.

É a famosa a história segundo a qual Loewi acordou no meio da noite para anotar sua ideia, então voltou para a cama e acordou horas mais tarde, mas não conseguiu entender o que ele mesmo tinha escrito. Somente quando foi dormir na noite seguinte a ideia lhe voltou num segundo sonho.

"Dessa vez não corri nenhum risco", escreveu mais tarde. "Levantei-me imediatamente, fui para o laboratório, fiz a experiência com o coração da rã e, às cinco da manhã, a transmissão química dos impulsos nervosos estava conclusivamente provada."

Esses casos excepcionais foram puro golpe de sorte ou são os exemplos mais notáveis da capacidade que o sono tem de abrir a porta para os insights? Desconsidere-os, se preferir. Mas a explicação mais contundente oferecida pela ciência é que o sono e os sonhos têm poderosos efeitos sobre a organização e o armazenamento das lembranças que só agora estamos começando a compreender. Nossa capacidade de armazenar informação na memória — tanto consciente como inconscientemente — é parte crucial da resolução do problema, e o acesso a essa memória parece ser onde o sono entra nessa história.

Durante o sono, o cérebro realiza uma série de trabalhos pesados. Memórias se consolidam. Coisas que vimos durante o dia tornam-se novas lembranças. E informações são passadas da área de armazenamento de curto prazo para a área de longo prazo, de onde poderá ser acessada mais tarde para a realização de futuras tarefas. Estudos que examinam a atividade das ondas cerebrais durante o sono e os sonhos têm nos levado fortemente a crer nisso, embora o fenômeno também já tenha sido ilustrado de modo mais direto.

Um dos melhores exemplos foi um estudo de 2004 publicado na revista *Nature*, que envolveu o treinamento de vários grupos de estudos universitários para que realizassem uma tarefa que exigia o uso da memória. Cada estudante aprendeu duas regras para converter um número de oito algarismos numa nova sequência de dígitos, e cada grupo foi testado uma vez após o treinamento e novamente oito horas depois. Contudo, não foi dito a ninguém que havia uma regra oculta capaz de reduzir as etapas do cálculo, permitindo que o problema fosse resolvido imediatamente.

Sessenta por cento dos estudantes que tiveram permissão para dormir durante o intervalo descobriram sozinhos a regra oculta, mas apenas 22% dos que permaneceram acordados — alguns durante toda a noite, outros durante o dia — a descobriram.

Ao mesmo tempo, outro grupo que dormiu durante oito horas sem ter sido treinado não conseguiu descobrir a regra, o que leva a crer que o sono ajudava apenas se as memórias da tarefa já haviam sido formadas antes. Esse último grupo de controle também permitiu excluir a possibilidade de que a privação do sono ou os ritmos circadianos explicavam as descobertas.

O que o estudo demonstrou de modo bastante convincente foi que as novas memórias são manipuladas durante o sono de um modo que estimula os insights, que então passam para o nível consciente. De que modo isso acontece, ou que regiões do cérebro estão envolvidas, ainda não se sabe. Os cientistas descobriram que as tarefas ligadas à memória propriamente dita normalmente estão associadas com os estágios profundos do sono, embora indícios circunstanciais sugiram que o insight é colhido dos sonhos, que acontecem durante o estágio REM. Pode ser que ambos contribuam para o processo de formas diferentes.

Seja qual for o mecanismo por trás da soneca criativa, se uma prova muito importante está se aproximando, se uma grande apresentação é iminente ou se sua mente tem andado às voltas com um problema complexo, pode ser melhor ir dormir antes.

FAZER EXERCÍCIOS À NOITE PODE ATRAPALHAR O SONO?

Nesses dias em que as taxas de obesidade estão aumentando, assim como as doenças ligadas a estilos de vida menos saudáveis, somos bombardeados pela mensagem de que o exercício deve ser feito sempre que possível — até mesmo no fim de uma longa jornada de trabalho — todos os dias. Pegue o cachorro e vá dar a voltinha da meia-noite. Entre para uma academia que funcione de madrugada. Faça das tripas coração para dar uma movimentada nos batimentos cardíacos antes de cair na cama.

Porém, no que se refere a exercícios físicos, a única coisa que pode ser pior do que não fazer nenhum exercício é submeter-se a uma disciplina que estrague seu sono e o mantenha acordado a noite inteira. Será que existe um horário tarde *demais* em se tratando de uma sessão noturna de exercícios?

Como regra geral, a maioria dos especialistas em forma física *e* sono recomenda evitar atividade física intensa nas horas que precedem imediatamente o sono, argumentando que leva pelo menos três horas para que a adrenalina e os hormônios que circulam durante o exercício retornem aos níveis normais. E talvez a principal razão pela qual os especialistas no sono se preocupem com exercícios tarde da noite seja que eles podem aumentar a temperatura interna do corpo, que precisa cair para um sono saudável.

No entanto, nenhum dos inúmeros estudos realizados para investigar essa ideia conseguiu verificar que exercitar-se antes de dormir prejudica o sono. Um estudo publicado na revista *Physiology and Behavior* em 1998 fez com que um grupo de estudantes universitários fizesse exercícios moderados durante cerca de uma hora em duas noites, em um dos casos noventa minutos antes da hora de ir dormir e nos demais casos trinta minutos antes.

A atividade, segundo os cientistas constataram, não teve efeito negativo sobre o tempo que os pesquisados levaram para adormecer. Também não afetou nenhum dos outros fatores que são indicadores da qualidade do sono, incluindo sua duração e o número de vezes que a pessoa acordou durante a noite. Diversos outros estudos constataram a mesma coisa.

Um pesquisador que já publicou bastante sobre o tema é o dr. Shawn D. Youngstedt, um professor que mantém um porte atlético impecável e que não só faz exercícios à noite como afirma que continua dormindo "perfeitamente bem". Aliás, Youngstedt descobriu que fazer exercícios antes de ir para a cama pode ajudar o sono devido ao fato de abrandar a ansiedade, deixar-nos cansados e nos relaxar mais. Os estudos por ele realizados descobriram que o aumento da temperatura corporal, que durante tanto tempo foi considerada inimiga do sono, na verdade pode ser benéfico, em parte porque a região do cérebro que ajuda a baixar a temperatura do corpo também atua no sono.

Youngstedt faz parte de uma legião crescente de cientistas que afirmam que o horário nunca deve ser impedimento para a prática de esportes. Mas também está claro que, assim como acontece com qualquer rotina de exercício, há variações de pessoa para pessoa. Algumas podem se exercitar antes de ir se deitar e dormir muito bem. Outras podem achar que seu corpo não está reagindo bem. As pessoas que sentem que o exercício nas horas que sucedem o jantar atrapalha o sono devem ouvir o que seu corpo está dizendo, e adaptar seu cronograma de exercícios.

A MELATONINA PODE REALMENTE AJUDAR A COMBATER O *JET LAG*?

Alguns passageiros de voos longos fariam qualquer coisa para não sofrer com o *jet lag*. Uma amiga que viajava a trabalho para diversos países várias vezes por mês tentou praticamente todas as receitas imagináveis para superar as noites sem dormir e o *jet lag* crônico — café, remédios de cafeína, remédios para dormir, anfetaminas, bebidas energéticas e até mesmo drogas controladas. Mas nenhuma delas vinha sem uma desagradável tremedeira ou um aumento no nervosismo, e cada dia era uma luta para se manter acordada.

Ela recorreu então à melatonina, o lendário hormônio que regula o ciclo do sono e da vigília nos seres humanos, mas também não obteve sucesso. Assim como muitas pessoas que tentam regular o sono com uso dessa substância, para ela, os efeitos não foram muito diferentes do que os das outras medidas tentadas antes. Em resumo, a tentativa foi inútil. Eu não fiquei surpreso. As pessoas vêm tomando melatonina há décadas e, basicamente, os milhões que já experimentaram permanecem profundamente divididos. Alguns dizem que não serve para nada; outros depositam total confiança nela.

A história por trás da melatonina, entretanto, é bem mais complicada, como comprovam páginas e mais páginas de estudos. Não consigo lembrar de nenhuma outra pílula de venda liberada feita para combater a sonolência que tenha sido mais estudada, e, mesmo assim, a literatura médica a respeito ainda é contraditória e confusa.

Dezenas de pesquisas tentaram descobrir se a melatonina é capaz de amenizar os sintomas do *jet lag*, sendo que alguns comprovaram que ela pode ser útil em pequenas doses e outros concluíram que não é melhor do que o placebo. Mas o fato é que a maioria desses estudos partilham um grande problema: não levaram em conta os pequenos contratempos que acontecem quando voamos, que afetam a cada um de uma maneira e, sob muitos aspectos, não têm a ver com o *jet lag*.

Já se constatou que a melatonina ajuda a restabelecer os ritmos do corpo, mas não é capaz de aliviar os sintomas do *jet lag* que resultam do estresse da viagem em si — a correria pelos aeroportos lotados, a passagem pelo controle de segurança, a má qualidade do que se come, as mudanças bruscas de clima, a perspectiva de conhecer novos parceiros de negócios. Tudo isso contribui, e não em pequena escala, para a exaustão e os distúrbios do sono.

Um dos muitos cientistas que estudaram esse assunto e ficaram de certo modo desesperançados é o dr. Michael Terman, especialista no sono do Instituto Psiquiátrico do Estado de Nova York. Terman explicou que o verdadeiro problema é a confusão sobre como definir o *jet lag*.

"Não podemos dizer que todos os sintomas de *jet lag* se devem inequivocamente à mudança dos ritmos circadianos", Terman observa. "Vemos, por exemplo, que algumas pessoas que fazem viagens longas mal se queixam de *jet lag*, embora seu relógio interno esteja passando por uma mudança bastante pronunciada."

No entanto, um consenso está emergindo. Apesar das diferenças individuais, existe uma técnica para eliminar o *jet lag* que conta com a aprovação da maioria dos estudos e também dos pesquisadores que entrevistei. Baseia-se no fato de que a melatonina, ao contrário da cafeína e da nicotina, é um hormônio de ação lenta, e não um estimulante. A melatonina não é capaz de acordar nem de colocar ninguém para dormir. Não é possível simplesmente tomar um comprimido no avião e esperar que faça efeito. É preciso tomá-lo com antecedência para que ele possa readaptar seu relógio interno.

Digamos que você está decolando de Nova York rumo a Paris. A técnica pede que você comece tomando pequenas doses de melatonina por pelo menos três dias antes da partida enquanto, ao mesmo tempo, ajusta seu horário de dormir indo para a cama uma hora mais cedo todos dias. Então, aproximadamente seis horas após a chegada em Paris, fique num ambiente onde haja bastante luz, seja a luz do sol ao ar livre ou a luz artificial do quarto do hotel.

Se isso não funcionar, não se desespere. Pode ser que muito em breve o *jet lag* nem exista mais. Segundo informes divulgados pelas companhias aéreas, algumas delas estão testando novas formas de ajudar seus passageiros a chegar ao destino sentindo-se em plena forma.

A Boeing, por exemplo, está projetando aviões capazes de compensar os problemas ligados à iluminação, à pressão, à umidade e à qualidade do ar, que são as causas do *jet lag*. Seus aviões terão janelas capazes de dosar a entrada de luz, um sistema de iluminação que imitará as cores do nascer do sol, mais umidade, janelas enormes que permitirão que os passageiros nas poltronas do meio vejam o exterior e sistemas de filtragem que eliminarão substâncias e odores que aumentam a fadiga. Os aviões também manterão uma pressão interna mais baixa para que os passageiros recebam cerca de 10% mais oxigênio, deixando-os menos cansados.

Tudo isso para combater o *jet lag*. Mas bom mesmo seria se eles pudessem fazer alguma coisa para melhorar aquela péssima comida de bordo...

PRECISAMOS DE MENOS SONO À MEDIDA QUE ENVELHECEMOS?

Um comediante disse certa vez que, à medida que envelhecemos, a vida retorna ao ponto de partida. Quanto mais velhos ficamos, mais perto chegamos da fase infantil. Quando estamos em nossos últimos anos de vida, ficamos enjoados, reclamamos o tempo todo, comemos coisas moles porque já não temos mais dentes, estamos o tempo todo cansados, usamos fraldas e, volta e meia, alguém aponta para nós e diz: "Que gracinha."

Poderíamos dizer que o mesmo vale com relação ao sono. Recém-nascidos tiram sonecas frequentes e dormem cinco horas por noite, o que não difere de muitos idosos. É fato conhecido que pessoas mais velhas costumam ir dormir cedo e se levantam nas primeiras horas do dia. Estudos mostram que a pessoa comum passa duas horas a menos na cama a cada noite aos setenta anos em comparação com quando ela tinha trinta anos.

O senso comum reza que os idosos simplesmente não precisam dormir tanto. O sono pode não ser exatamente uma perda de tempo, como Thomas Edison o descreveu certa vez, mas, à medida que envelhecemos, ao que parece, precisamos dormir cada vez menos — ou era o que se achava.

Embora possa parecer que a necessidade natural de descansar de algum modo diminua com a idade, pesquisas sobre o sono dão a entender que não é isso que acontece.

O que ocorre é que a composição do sono muda à medida que as pessoas vão passando gradativamente menos tempo nos estágios mais profundos e reparadores do sono. A duração da fase REM, o estágio no qual sonhamos e nossos músculos relaxam de maneira mais completa, diminui marcadamente com a idade, assim como acontece com as fases mais profundas e revigorantes do sono, as fases três e quatro. Nas pessoas acima dos noventa anos, com efeito, as fases três e quatro chegam a desaparecer por completo.

Enquanto isso, o estágio um do ciclo do sono, a fase que constitui o sono leve, aumenta. Isso significa que existe maior probabilidade de a pessoa ser facilmente acordada por ruído ou algo tão suave como a pessoa do lado mudando de posição na cama. Os idosos também tem aumentada a probabilidade de que seu sono seja perturbado por dores, doenças crônicas, efeitos colaterais de remédios, a necessidade de ir ao banheiro ou algum outro desconforto fisiológico.

Tudo isso significa que a típica noite de sono do idoso médio é abreviada e cheia de interrupções. Com isso, ele termina com menos horas de sono a cada noite — e, subsequentemente, com a necessidade de recuperar essa perda durante o dia. E assim o clico prossegue.

Um estudo publicado no *Journal of the American Geriatric Society* em 1992 comparou um grupo de 45 pessoas saudáveis acima de 78 anos com um grupo de 33 adultos saudáveis entre 20 e 30 anos. Os pesquisadores descobriram que, numa noite típica, o grupo mais velho acordava mais vezes, tinha mais distúrbios respiratórios e fazia mais movimentos periódicos do que o grupo mais jovem. Os mais velhos também mostravam maior necessidade de tirar uma soneca durante o dia, e aqueles que tiravam mais sonecas eram também aqueles cujo sono tinha sido interrompido mais vezes à noite.

Portanto, não é que não precisemos dormir menos à medida que envelhecemos. A questão é que não conseguimos descansar o suficiente durante a noite, que é quando conta. Mesmo na aposentadoria, quando temos muito mais tempo disponível, conseguir seis ou sete horas de sono todas as noites passa a ser muito difícil. Por isso, aproveite o seu sono enquanto é jovem, porque um dia ele pode não vir tão fácil.

O TRIPTOFANO NA CARNE DE PERU REALMENTE NOS DEIXA SONOLENTOS?

Quem nunca ouviu falar dos efeitos soporíferos de um suculento peru de natal? O peru, reza a sabedoria popular, está cheio de triptofano, uma aminoácido que, como precursor da serotonina no cérebro, cumpre uma função no sono.

Esse é o motivo pelo qual damos uma escapadinha para o sofá para tirar aquela soneca depois da ceia de natal. Isso, é claro, e a vontade intensa de fugir dos parentes, da pilha de louça e dos filmes entediantes que por algum motivo as redes de TV insistem em passar o dia inteiro. Depois da maioria das ceias de natal, não quero nada além de um antiácido e uma boa cochilada.

No entanto, não acredite na velha crendice sobre o poder soporífero do peru. Quando examinamos os fatos à luz da ciência, essa ideia tão tradicional cai por terra como mera ficção.

O peru realmente é uma fonte de L-triptofano, um sedativo natural. Mas, para ter algum efeito perceptível sobre o cérebro, o triptofano precisa ser ingerido de forma isolada e com o estômago vazio. Acompanhado de outros aminoácidos e nutrientes, o triptofano acaba tentando — e em grande parte não conseguindo — atravessar a barreira sangue-cérebro. Quanto mais proteína uma refeição contiver, mais difícil será para o triptofano completar seu caminho até cérebro.

Porém, na presença da maioria dos carboidratos, os obstáculos são menores. Os carboidratos estimulam o pâncreas a liberar insulina. Isso faz com que outros aminoácidos saiam da corrente sanguínea, abrindo espaço para o triptofano, o que lhe dá mais chances de ser convertido em serotonina, a substância que, no final das contas, exerce o efeito sedativo.

Lembre-se de que o peru não é nossa única fonte de triptofano. A substância está presente numa grande variedade de alimentos — galinha, carne moída, feijão — em quantidade semelhante à encontrada no peru. A substância também está contida no leite e em alguns laticínios — sendo essa a origem da ideia de que um copo de leite quente pode combater a insônia.

Para obter mais alguns dados referentes à carne, telefonei para a dra. Stasia J. Wieber, diretora do Centro de Medicina do Sono, do Centro Médico Monte Sinai, em Manhattan, que realiza um trabalho muito abrangente. Wieber reagiu como quem já sabia o que dizer quando lhe fiz a pergunta e disse que ouve isso o tempo todo. Ela também já teve de desmentir a história, explicando às pessoas que nos sentimos sonolentos quando enchemos a barriga de peru por outro motivo muito simples: comemos demais, e não por algum milagre do triptofano.

Pense em toda a gordura que ingerimos na noite de natal — o recheio do peru, as rabanadas, o pernil, a farofa, a torta — o que exige uma enorme quantidade de energia para ser digerida. Isso obriga o organismo a redirecionar o fluxo sanguíneo para o estômago, diminuindo a irrigação de outros órgãos. E há também o efeito soporífero do álcool que você ingeriu naquelas duas ou três taças de vinhos.

Quanto ao efeito sedativo de um copo de leite morno, a ciência não é muito clara; seus efeitos podem ser psicológicos.

"Para muitas pessoas, o copo de leite morno faz parte da rotina, como vestir o pijama, o que sinaliza para seu corpo que você está se preparando para ir deitar", Wieber me explicou.

Ah, o efeito placebo. Deve ser verdade. Só de pensar nisso tudo minhas pálpebras pesam.

USAR UMA TOUCA DE DORMIR PODE AJUDAR NO SONO?

Há um século, era comum em muitos países que as pessoas botassem um capuz macio antes de entrar debaixo dos cobertores. Eles mantinham o calor e ajudavam a dormir.

Porém, hoje, o capuz costuma vir na forma de uma dose ou duas de uísque, e muitas pessoas estão convencidas de que o álcool é um grande antídoto para aquele ataque de insônia ocasional. Embora um drinque antes de deitar possa ajudá-lo a adormecer mais rapidamente, a longo prazo ele fará com que você fique se revirando na cama a noite inteira.

Isso acontece porque, após induzir um breve período de maior excitação, o álcool, conhecido depressor do sistema nervoso central, tem efeito sedativo. É esse efeito calmante que nos ajuda a adormecer.

Algumas horas depois, porém, o álcool começa a interferir no sono e pode levar a uma insônia no meio da noite. A situação mais provável é uma noite mal dormida, menos sono profundo e vontade de acordar mais cedo do que o de costume, o que nos dá a sensação de que não dormimos o suficiente.

Um estudo realizado em 2002 por pesquisadores da Universidade Wake Forest, na Carolina do Norte, descobriu que uma única dose antes de dormir é capaz de perturbar a atividade numa região do cérebro chamada tálamo, levando, mais tarde, ao estado de vigília. Uma pesquisa anterior, de 1993, mostrou que o consumo moderado de álcool à noite pode provocar os sintomas da apneia obstrutiva do sono — um estreitamento ou bloqueio das vias respiratórias — em pessoas sem histórico de problemas do sono. Um drinque antes de deitar também pode piorar problemas que já existam.

É interessante notar: estudos mostram que cerca de metade de todos os alcoólicos já sofria distúrbios do sono muito antes de terem começado a beber, comparando-se com os cerca de 10 a 15% da população em geral. Ninguém está dizendo que os distúrbios do sono levam à dependência do álcool, mas esses dados leva a crer que pode haver alguma relação secundária.

Talvez o mais importante seja que o álcool, como a maioria das pessoas sabe, também induz o ronco — que pode transformar uma tranquila noite de sono em algo ainda mais difícil para você e para quem está deitado ao seu lado.

O BOCEJO É CONTAGIOSO?

Prepare-se para bocejar incontrolavelmente.

Não se preocupe. Essa frase não é um comentário sobre o que você está prestes a ler.

Como a maioria das pessoas já percebeu, o bocejo costuma ter um impacto tão poderoso e imediato que o simples ato de ler sobre ele, pensar sobre ele ou ouvir alguém bocejando é suficiente para nos fazer bocejar. Você pode até mesmo fazer sua própria experiência no trabalho para confirmar isso. Sente-se à sua mesa às duas da tarde e observe a reação em cadeia que o bocejo pós-almoço de um funcionário desencadeia nos outros, criando um efeito muito parecido com o da ola das partidas de futebol.

E esse não é um comportamento que não se restringe a nós, que levamos a típica vida moderna e estamos sempre cansados. O bocejo é um comportamento misterioso com origem remotíssima, e podemos vê-lo em diversos setores do reino animal — peixes, crocodilos, primatas, cães, até aves. O bocejo já foi observado até mesmo em bebês recém-nascidos e em fetos humanos.

Portanto, por mais surpreendente que pareça, bocejar é contagioso.

A questão, entretanto não é tão simples assim. Numa série de experiências científicas tradicionais, pesquisadores da Universidade do

Estado de Nova York descobriram que, em geral, as pessoas que atingem pontuação alta em testes de autopercepção e empatia são presas fáceis desse tipo de contágio. Isso, eles descobriram, se aplica a cerca de 50% da população norte-americana.

Como as pessoas que atingem boa pontuação em testes de empatia apresentam maior propensão a ser liberais e votar pelo partido democrata, outros estudos mostram que é possível ir um pouco mais longe com essas descobertas e argumentar que os liberais e democratas — que, sabe-se lá por quê, são cerca de 50% da população votante — apresentam maior chance de fazer outros liberais e democratas bocejar. É claro que grande parte dessas conclusões não passa de piada.

Mas vamos falar dos outros 50% da população. Estudos mostram que pessoas que não consideram o bocejo contagioso têm maior chance de ter problemas ao reconhecer a si mesmas, condição da qual um exemplo extremo é a esquizofrenia. Essas pessoas apresentam baixa pontuação nos testes de empatia.

Os animais também podem ser picados pelo bichinho do bocejo. Um estudo realizado por pesquisadores da Universidade de Stirling, na Escócia, descobriu que um terço dos chimpanzés adultos postos diante de vídeos que mostravam outros chimpanzés bocejando acabavam bocejando também.

Porém uma coisa que ninguém sabe dizer ao certo é por que os homens, as mulheres até mesmo os chimpanzés bocejam, afinal de contas. O senso comum nos leva a crer que bocejamos quando estamos entediados. Sem dúvida. Essa é uma razão. Mas os cientistas dizem que também observaram bocejos em atletas profissionais pouco antes de grandes eventos, em artistas antes de entrarem no palco e em cães se preparando para atacar outros.

Pessoas mais ligadas na ciência argumentam que bocejamos quando falta oxigênio no sangue ou um aumento no nível de dióxido de carbono no organismo. Essa inspiração mais profunda e o ato de abrir bem a boca, que caracterizam o bocejo, supostamente contrabalançariam isso. No entanto, estudos também já descobriram que respirar níveis elevados de dióxido de carbono não deflagra bocejos, assim como respirar oxigênio em excesso não os inibe.

Tudo bem, você pode dizer, mas, e quanto à sonolência? Sem dúvida, a sonolência deve ser uma das causas principais dos bocejos, certo? Não exatamente. Embora as pesquisas confirmem que as pessoas realmente bocejam quando estão sonolentas — óbvio —, elas também mostram que bocejamos mais uma hora depois de nos levantarmos, independentemente do quão longo e revigorante tenha sido nosso sono.

Porém é certo que existem cientistas suficientes para trabalhar na questão de forma que, um dia, o mistério do bocejo seja revelado.

Epílogo
Terra, esse estranho planeta

Ela já foi responsabilizada por surtos de criminalidade, suicídios, doenças mentais e por fazer os cães uivarem nas ruas. Já influenciou o comportamento de compra e venda de ações e convenceu outras pessoas de que suas crises de ansiedade e nervosismo não têm nada a ver com o tempo que gastam vendo televisão ou com a quantidade de café que tomam.

A ideia de que a lua cheia provoca comportamentos estranhos existe há séculos. Culturas antigas olhavam para a lua como um símbolo de fertilidade, e, desde os tempos da Roma antiga as pessoas culpam a lua cheia por todo tipo de excentricidade, daí a palavra *lunático*, cuja origem inclui a forma latina da palavra lua.

Nas últimas décadas, cientistas de todas as áreas — ginecologistas, epidemiologistas, psicólogos e até dentistas — têm procurado identificar a verdade em meio a essa lenda tão antiga. Parece que, por mais misteriosa e sedutora que a louca lua pareça, há mais romance do que realidade.

Porém, no meio do caminho, os estudos propostos têm sido quase tão estranhos quanto o mito em si. Uma pesquisa examinou dados sobre ambientes de trabalho e descobriu que as taxas de ausência eram, com efeito, mais baixas nos dias de lua cheia, comparando com os outros dias. Outro estudo, de 1982, culpava as luas cheia e nova pelo pico de acidentes de trânsito — até que foi revelado, tempos depois, que os pesquisadores vinham estudando luas cheias e novas que tinham caído em finais de semana, período em que a probabilidade de acontecerem acidentes de trânsito é sempre maior.

Ainda outra pesquisa, publicada no *New England Journal of Medicine*, examinou milhares de nascimentos que aconteceram durante 51 ciclos lunares e atestou que não havia nenhuma influência previsível da lua nos partos ou nas complicações posteriores ao nascimento. O que os cientistas descobriram é que a maioria dos partos aconteceu mais no final da semana, em grande parte porque muitas mulheres preferiram que o nascimento fosse induzido antes do fim de semana, com ou sem lua cheia.

Outros estudos tentaram relacionar as luas cheias a um aumento nos telefonemas para emergências aptas a tratar de envenenamentos, altas taxas de tentativa de suicídio, um aumento das internações em hospitais psiquiátricos e saltos nas taxas de homicídio. Mas para cada um desses estudos que detectou uma ligação, existe outro mais rigoroso que o contradisse.

Vamos pensar por um segundo sobre o efeito direto que a lua cheia tem sobre a Terra. Tanto a lua quanto o sol exercem forças gravitacionais sobre nosso planeta. Quando ambos estão de um só lado, o que conhecemos como a fase da lua nova, suas forças gravitacionais "puxam" as águas do mar, criando as marés. Quando cada um está de um lado, a fase da lua cheia, suas forças gravitacionais funcionam uma contra a outra.

Como a maioria das pessoas diz que as forças gravitacionais da lua atuam sobre nós porque somos 80% feitos de água, basicamente como um efeito de maré humana, faria na verdade mais sentido que a lua nova tivesse algum efeito sobre nós. O outro problema é que o débil puxão gravitacional da lua só é perceptível nos mares e nos litorais, cuja quantidade de água é colossal. O fato é que o puxão gravitacional da lua sobre as pessoas é infinitamente pequeno — milhões de vezes mais fraco do que a força que você está fazendo para segurar este livro.

Outra teoria propõe que o efeito da lua cheia tem mais a ver com a luz do luar do que com alterações de natureza gravitacional. Mas parece difícil acreditar que um pouquinho de luar possa enlouquecer hordas, inspirar criminosos ou deflagrar trabalhos de parto.

No entanto, só para garantir, em 1996, um grupo de cientistas preparou um relatório extenso onde foram examinados mais de cem estudos sobre os efeitos da lua. Essa meta-análise não descobriu nenhuma relação entre quaisquer dos ciclos lunares e o nascimento de bebês, acidentes rodoviários, criminalidade, desastres de grandes proporções e dezenas de outras coisas normalmente associadas à lua.

O único comportamento que a lua cheia parece realmente afetar é o dos cientistas: ela lhes dá mais uma razão — como vimos ao longo deste livro — para conceber estudos estapafúrdios.

Nota ao leitor

Este livro pode ter terminado, mas a coluna "Really?" continua, sempre desmentindo ou confirmando alegações bizarras sobre saúde toda terça-feira na seção Science Times do jornal *New York Times*. Se você vem acompanhando a coluna desde antes de *Não tome banho na tempestade* chegar às livrarias, então sabe, entre outras coisas, qual é o lugar mais seguro para se sentar num carro, se tomar anticoncepcionais pode fazer as mulheres ganharem tanto peso quanto todo o mundo diz e se tomar chá *realmente* reduz o estresse. Você tem alguma pergunta sobre saúde que não o deixa em paz e que adoraria ver respondida? Faça-a passar pelo nosso teste. Mande-me um e-mail para scitimes@nytimes.com

AGRADECIMENTOS

Sou grato a incontáveis pesquisadores cujos estudos científicos, desde aqueles sobre assuntos excêntricos até os mais sérios, me forneceram farto material para este livro. Também gostaria de agradecer aos muitos fãs da coluna "Really?" do *New York Times*, que, nos últimos anos, contribuíram com uma enorme quantidade de perguntas interessantes.

A coluna em si não teria sido possível sem o gênio criativo da minha editora na Science Times, Erica Goode, responsável pela criação da coluna e a pessoa que a orientou na sua transformação em livro. Amigos e familiares queridos — Garren, Dave, Marisa e Steve, para mencionar alguns — também foram fontes constantes de ideias e apoio.

Sou grato a Alex Ward, diretor de desenvolvimento de títulos editoriais do *Times*, por seu tempo e dedicação ao projeto, e a

Robin Dennis, meu editor na Times Books, cuja edição cuidadosa e contribuições fantásticas melhoraram enormemente este trabalho. Obrigado também a Susan Edgerley, Joe Sexton, Chris Conway e Jodi Rudoren, meus chefes no *Times*, por me permitirem — generosamente — desviar parte do meu tempo de trabalho no jornal. Meus agentes, Christy Fletcher e Emma Parry, merecem um enorme agradecimento pelos esforços que fizeram para me ajudar. Meus agradecimentos também se estendem a Leif Parsons e a Jody Emay, ilustrador inicial da coluna.

Obrigado também a Arthur Gelb, Soma Golden Behr, Laura Chang e a todo mundo que trabalha no *New York Times*, um jornal extraordinário que se tornou minha segunda família.

ÍNDICE REMISSIVO

A

aborto, 25, 136, 202-4
Abramson, Steven, 152-53
abuso de drogas, 30
acampamento, 211-12
ação de graças, 64
acidentes, 29, 260-61
ácido fólico, 201
ácido lático, 213
ácidos graxos ômega-3, 78-80
ácidos haloacéticos, 103, 105-6
acne, 92-94
adoçantes artificiais, 106-9

adrenalina, 199, 246
aeromoças, 203
afogamento, 227
afro-americanos, 45, 176
afrodisíacos, 34-39
Agassi, Andre, 176
água mineral, 101-3
água
  cloro na, 103-6
  mineral, 101-3
aipo 68-71
álcool desidrogenase gástrica, 87
álcool, 75
  dor de dente e, 153-54

estômago vazio e, 88-89
infartos e, 184, 185
intoxicação alimentar e, 83-85
misturando diferentes tipos de, 90-91
mulheres *vs.* homens e, 87-88
nado e, 227
neurônios e, 85-87
sono e, 254-55
alergias, 30, 127
alho, 214
Ali, Muhammad, 48
alimentação (dieta, comida), 53-54, 73-97
   acne e, 92-94
   afrodisíacos e, 34-39
   beber de estômago vazio, 88-89
   beterraba, e fígado saudável, 82-83
   café da manhã, 76-77
   carne e doenças cardíacas, 158
   carne grelhada e câncer, 94-97
   cenoura, e visão, 81-82
   conciliação de opostos e, 73-76
   dieta ioiô, 65-67
   exercício antes ou depois, 60-61
   feriados de fim de ano e, 63-65
   frutas, legumes e verduras, e, 158
   jantar, 75
   lavar as mãos antes de, 138
   micro-ondas e nutrientes, 200-2
   mosquitos e, 214
   nadar depois de, 226-27
   peixe e, 78-80
   sementes de papoula e teste de drogas, 91-92
   tarde da noite, e ganhar peso, 61-63
alimentos integrais, 77
alopecia por tração, 176-77
alumínio, 111-12
Alzheimer, 33, 79, 88, 111-13,
aminas heterocíclicas, 94-97
aminoácidos, 37, 95, 252
andrógenos, 19
aniversários, 184-85
antiácidos, 111-112
antibióticos, 146, 148-49, 154
anti-inflamatórios, 152, 165
antioxidantes, 67, 77, 83, 149, 152-53, 156-58
antiperspirantes, 111-14
apneia do sono, 242, 254
arrepio, 236
artrite reumatoide, 232-34
artrite, 151-53, 169-71, 232-34
asma, 117, 121, 127, 161-63
aspartame, 107-9
aspirina, 160
ataque de ursos, 222-24
ataques de Onze de Setembro, 26
atum, 74-75, 79

aviões, 190
 aborto e, 202-4
 jet lag e, 247-49
 lugares mais seguros em, 204-6
 purificadores de ar, 126
azia, 109

B

bactéria, 130-31. *Ver também* germes
bactérias *clostridium*, 127
banana, 38, 214
Band-Aids, 146
banheiro, 190
 germes e, 129-30, 132-33, 138
 tempestade e, 191-93
Barry, Madame du, 35
baunilha, 38
benzeno, 110
Bernis, abade de, 36-37
betacaroteno, 81-83
betaína, 82
beterraba, 82-83
bexiga, 149
bicho-de-pé, 215
bocejo, 255-57
Bowie, David, 31

C

cabelo. *Ver também* calvície
 corte e espessura do, 16-18
 tranças apertadas e chapéus e, 176-77
cadáveres, 135-36
cães, chocolate e, 35
café da manhã, 74, 76-77
café, 74
 cafeína no, *vs.* chá, 239-40
 crescimento comprometido pelo, 174-75
cafeína, 75, 175, 239-40
cálcio, 160-61, 175
calor do corpo, 213, 234-36, 246
calorias,
 comer à noite e, 61-63
 dieta ioiô e, 65-67
 inquietação e, 56
 negativas, 68-71
calvície, 18-19, 39-40, 176-77
câncer cerebral, 207
câncer da mama
 antiperspirantes e, 113-14
 chá verde e, 150
 luz artificial e, 114-16
 plastificantes e, 121-22
 tinturas para cabelo e, 119-20
câncer de bexiga, 104, 119
câncer de próstata, 157
câncer de pulmão, 157
câncer do colorretal, 95, 157
câncer do esôfago, 109-10, 150
câncer do estômago, 28, 150

câncer do pâncreas, 96
câncer
   adoçantes artificiais e, 107
   antiperspirantes e, 113-14
   beterraba e, 81-82
   carne grelhada e, 75, 94-97
   chá verde e, 149-51
   cloro na água e, 103-6
   dieta ioiô e, 66
   luz artificial e, 114-16
   micro-ondas e, 200-2
   refrigerantes e, 109-11
   selênio e, 158
   telefones celulares e, 206-10
   tinturas de cabelo e, 118-19
   toxinas ambientais e, 100
canela, 38
canhotos, 28-30
canja de galinha, 163-66
cantárida, 38-39
carboidratos, 252
carne grelhada, 94-97
carotenoides, 83
carrapatos, 212, 216-17
Casanova, Giacomo, 36-38
catarata, 82
catequinas, 67-68
cavalos, chocolate e, 35
cenoura, 74, 81-82
cérebro
   álcool e, 85-87, 254-55
   alumínio e, 111
   chocolate e, 35-36
   excitação sexual e, 37
   hábitos e, 168
   peixe como comida para, 78-80
   sono e, 238, 244-45, 252, 254
   TV e, 194-95
cerveja, 75, 90-91
chá verde, 67-68, 74, 149-51, 240
chá, 239-40
champagne, 89
chapéus
   calor do corpo e, 234-36
   perda de cabelo e, 176-77
chatos, assento de sanitários e, 129
chocolate, 34-36, 93
chupar o dedo, 167-68
chuva, correr na, 227-29
chuveiro, tempestade e, 191-93
cirrose, 88
cisteína, 164
citronela, 214
clima
   artrite e, 232-34
   chuva, 227-29
   frio, 229-32
   tempestades, 191-93
cloracne, 120-21
cloro, 103-6
cólera, 105
colesterol HDL, 66

Colton, Charles Caleb, 237
coma, 146-47
compostos orgânicos voláteis, 117
computadores, 189
concussão, 147
Cooper, Mary Ann, 193
Coren, Stanley 29
cores, ataques de tubarão e, 225-26
coriza, 139-40, 164
corrente elétrica, 191-92
Corrida
    chuva e, 227-29
    joelhos e, 56-58
cortisona, 25, 26
creatinina, 95
creche, 127
crescimento, café e, 174-75
crianças
    café e, 174-75
    chupar o dedo e, 167
    inteligência e, 23-24
    maus tratos, 20
    semelhança com os pais, 20-21
    TV e, 193-95
criminalidade, lua cheia e, 260-61
cromossomo X, 19
cromossomo Y, 19
cruzar as pernas, 177-79
Cummings, Brenda, 234
Cunningham, John "Olhos de gato", 81-82
curativos, 145-46
Curtis, Todd, 205-6
Cykiert, Robert, 180

D

Davis, Josh, 48
Davis, Mark D.P., 146
defeitos de nascimento, 136, 202
deficiência de tiamina, 87
dentição do bebê, 154
depilação, 16-18
depressão, 29, 30, 185-87,
dermatite de contato, 146
derrame
    aniversários e, 185
    teste caseiro e, 154-56
desempenho sexual tardio, 37
desintoxicante, beterrabas, 82-83
desodorantes, 112-13, 214
desodorizadores de ambiente, 116-18
desodorizadores, 116
diabetes, 77, 109, 242
diarreia, 131, 140
dietiltoluamida (DEET), 214
digitais, 21-23
Dillinger, John, 22
dióxido de carbono, 213, 256-57
dioxinas, 120-23
DiPietro, Janet, 26
distensão gástrica, 109

distúrbio afetivo sazonal, 186-87
DNA, 15, 22
doces, 38
doença cardíaca, 28, 77, 79, 88
   álcool e, 88
   aniversários e, 184-85
   antioxidantes e, 156-58
   dormir e, 242
   festas de fim de ano e, 185-87
   ruído e, 198-200
   segundas-feiras e, 182-84
   tossir para sobreviver à, 158-60
doença de Lyme, 216-17
doença hepática, 161
doença respiratória, 28
doenças sexualmente transmissíveis, 129
Doherty, John, 70
dor ciática, carteira e, 172-74
dor de cabeça
   adoçantes artificiais e, 107, 108
   derrame e, 156
dor de dente, uísque para, 153-54
Dozor, Allen J., 163

E

E. coli, 76, 148
Ear and Hearing, 198
Edison, Thomas, 250
Eisai, 67
ejaculação retrógrada, 44
embalagens e recipientes plásticas, 120-23
empatia 256
empregos sedentários, 178
endorfinas, 42
energia da frequência de rádio, 207
enxaquecas, 108, 155
enzimas, 87
epidemias, cadáveres e, 135-36
epilepsia, 107
equinácea, 143-45
Erickson, Carlton K., 90-91
escaras, 145-46
escovas de dente, germes e, 132-33
esmalte de unha, 217
esperma, 34, 50, 52
espirros, 138, 140
esportes
   canhotos e, 29-30
   performance após o sexo, 47-49
esquizofrenia, 30, 256
estações do ano, acne e, 93-94
estafilococo, 132
estalar os dedos, 167-71
estatura, longevidade e, 27-28
esteroides, 39
estreptococos, 132
estresse
   aniversários e, 184-85
   gravidez e, 24-27
   jet lag e, 248

ruído e, 198-200
segundas-feiras e, 182-84
estrogênio, 115
estrogênio, substâncias que imitam o, 113, 121-22
eunucos, 18, 19, 39
exercícios pélvicos, 43
exercícios, 53-61
   corrida e articulações, 56-58
   estômago vazio e, 60-61
   festas de fim de ano e, 64
   músculos abdominais e, 58-60
   músculos *vs.* gordura e, 55-56
   noite, e sono, 245-47
   óculos, 180
   parar de fumar e, 182
   resfriados e, 139-40
   veias varicosas e, 178

F

febre tifoide, 161
Federal Communications Commission (FCC), 210
fenilalanina, 107
feniletilamina, 36
ferimentos, cicatrização de, 145-46
festas de fim de ano
   ganho de peso e, 63-65
   infartos e, 185-87
Feto
   avião e, 202-4
   digitais e, 22
   estresse e, 24-27
   toxoplasmose e, 137
fibra, 77
ficar de pé, 179
Fielding, Henry 36
fígado, beterraba é boa para o, 82-83
fingir-se de morto, 222-24
flavonoides, 83
Fleischer, Celia, 165
Fligor, Brian, 198
fones de ouvido, 198
Food e Drug Administration (FDA), 107, 131, 150, 209
forças gravitacionais, 260-61
Friends (programa de TV), 52
ftalatos (plastificantes), 122-23
fumo, 82, 178, 185, 195
   hipnose e, 180-82
furacões, 135

G

G. D. Searle company, 107, 109
gânglio basal, 168
ganho de peso
   comer à noite e, 61-63
   festas de fim de ano e, 63-65
   parar de fumar e, 180-82
garrafas de água, 120, 121
gasolina, carrapatos e, 217

gatos, 136-37
gel esterilizante para as mãos, 131
gêmeos
  cor dos olhos e, 31
  digitais e, 21-23
genética
  calvície e, 18-19
  comportamento e, 15-16
  cor dos olhos e, 31
  gêmeos idênticos e, 21-23
  ruído e, 199-200
germes, 125-40
  áreas de trabalho no escritório e, 130
  assento do sanitário e, 128-30
  epidemias e cadáveres, 135-36
  escovas de dentes e, 132-33
  gatos e gestantes, 136-37
  período contagioso do resfriado e, 137-38
  sabão germicida e, 130-31
  tétano, 127-28
  vacina contra gripe e, 133-35
"germófobos", 125-26
giárdia, 105
Glass, R. Tom, 133
glaucoma pigmentar, 31
glóbulos brancos da inflamação, 165
Gold, Barry S., 221
Goldstein, Larry, 156
gonorreia, 129
gordura. *Ver também* obesidade; ganho de peso
  abdominal, 58-60
  exercícios de estômago vazio e, 60-61
  músculos convertendo-se em, 55-56
gota, 161
gravidez
  aviões e, 202-4
  estresse e, 24-27
  gatos e, 136-37
  lua cheia e, 260
  parto induzido pelo sexo e, 51-52
Gray, George, 100-1
gripe, 132, 133-35

H

Halden, Rolf, 122
Heaney, Robert P., 175
Henrique VI (Shakespeare), 25
hepatite, 84, 129
heroína, 91
heterocromia, 31
hidrocarbonos aromáticos policíclicos, 94, 95, 96
hipnose, 180-82
Hipócrates, 232
Holle, Ron, 192

homens
   álcool e, 87-88
   altura e longevidade dos, 27-28
   banheiros e, 129-30
   como reconhecer um falso orgasmo, 40-42
   pais, bebês e, 20-21
   ruído e, 198-200
   selim de bicicleta e, 49-51
   sexo tântrico e, 43
Homero, 48
hormônio do crescimento bovino, 45
hormônios. *Ver também hormônios específicos*
   acne e, 93
   estresse, e o feto, 25, 26
   luz artificial e, 115
   orgasmo feminino e, 42
   orgasmo masculino e, 43-44
   plastificantes e, 121-22
   puberdade precoce em meninas e, 44-46
   ruído e, 198-200
   sono e exercícios e, 245-46
   trabalho de parto e esperma, 52

I

idade
   cor dos olhos e, 30-32
   sono e, 250-52

Ikkos de Tarentum, 48
impotência, 37, 49-51
infecções do trato urinário, 148-49
inquietação, 56
insulina, 252
inteligência, 23-24, 27, 30
interleucócitos-8, 144
intervalo de atenção, 193-95
intoxicação alimentar, 75, 83-85
iodetos, 93
iPods, 189, 198

J

jet lag, 247-49
joelhos, 56-58
Jones, Gary W., 22

K

Kaufman, Jonathan, 229
Kaufman, Stephen H., 70-71
Kelly, Leonard J., 70
Kerry, Teresa Heinz, 151
King, James C., Jr., 134
Kissa Yojoki (Eisai), 67
Koufax, Sandy 57

L

laticínios, 44-46, 93
lavanda, 38
lavar as mãos, 129, 131, 138

legumes e verduras, 158, 202
leite
  acne e, 93
  fleuma (muco) e, 161-63
  puberdade precoce em meninas e, 44-46
  quente e sono, 253
ler no escuro, 33, 179-80
lesão na cabeça, 146-48
lesões traumáticas, 31
leucócitos naturais, 66
leuconiquia puntiforme, 160
Lewis, Lennox, 48alcaçuz, 38
linfoma, 108, 119
Loewi, Otto, 243
longevidade, 27-30, 242
lua cheia, 260-61
Luís XV, rei de França, 35
luz artificial, 114-16
luz, acne e, 94

M

maçanetas, 129
mãe
  calvície masculina e, 18-19
  estresse da, durante a gravidez, 24-27
  inteligência das crianças, 24
  semelhança do bebê com a, 20-21
Maimônides, Moisés, 162, 163
malária, 214
mariscos, 93
Martin, R. Aiden, 224-26
maus hábitos, 167-87
melanina, 31
melatonina, 115, 247-49
memória, 243-45
Mendeleev, Dmitri, 243
mercúrio, 78-79
Messina, Matthew J., 154
metabolismo, 65-68, 88-89, 181-82
metanol, 107
micro-ondas, 96, 189-90
  nutrientes e, 200-2
  plásticos e, 120-23
  radiação e, 207
micuim, 215-16
mirtilo, 148
Mittleman, Murray 47
molho de soja, 93
Montezuma, 35
Morgan, Oliver, 135
mosquitos, 213-15
movimento rápido dos olhos (REM), estágio, 238, 245, 250
MP3 players, 197-98
muco, 161-63
muco, 161-64
mulheres
  banheiros e, 129

embriaguez antes dos homens, 87-88
fingindo orgasmo, 40-42
longevidade das, 28
orgasmo múltiplo, 42-44
ruído e, 199-200
selim da bicicleta e, 50-51
trabalho noturno e câncer, 114-16
músculo piriforme, 173
músculos abdominais, 58-60
músculos, 55-60
música alta, 197-98
Mutágeno X (MX), 103-4

N

Nadar
após refeição, 212, 226-27
ataque de tubarão e, 224-26
sexo e, 34
naftalina, 117
nativos americanos, 142-43, 148desastres naturais, 135-36
náusea, 140
nematódeo, 129
Nero, imperador de Roma, 38
Newman, Chris, 207
nicotina, 180-82
nitrosaminas, 202
Nonas, Cathy, 66

O

obesidade, 45-46, 63, 66, 109, 178, 195
óleo de rícino, 51
olhos e visão
cenoura e, 74, 81-82
cor e idade e, 30-32
derrame e, 156
ler no escuro e, 33, 179-80
TV e, 195-96
usar óculos e, 179-80
ordem de nascimento, 23-24
Organização Mundial da Saúde, 105
orgasmo, 40-44
ossos, 57, 175
osteoartrite, 56-58, 234
osteoporose, 175
ostras, 36-38, 84
oxigênio
aviões e, 202, 204, 249
bocejo e, 256-57
oxitocina, 42, 199

P

pais, bebês e, 20-21
papoula, sementes de, 74, 91-92
parabens, 113-14
paradiclorobenzeno, 117
Parker, Dorothy, 87

parto (nascimento)
  aviões e, 204
  lua cheia e, 260-61
  sexo e, 51-52
passas ao gin, 151-53
passas, artrite e, 151-53
Pasteur, Louis, 126
PCB, 78
peixe, 78-80
pensamento criativo, 243-45
pepino, 38
perda auditiva, 197-98
perda de peso
  chá verde e, 67-68
  calorias negativas e, 68-71
  dieta ioiô e, 65-67
períneo, 50-51
peróxido de benzoil, 94
personalidade, genética e, 15-16
peru, 252-53
picada de abelha, 212, 217-20
picada de cobra, 212, 220-22
Plínio, o Velho, 48
polifenóis, 149
Pompadour, Madame de, 35
prego enferrujado, 127-28
presidentes, 27, 30
pressão arterial, 66, 78, 178, 183, 198-99
Prince, David, 61
proantocianidina, 148, 152
problemas da coluna, 171-74
problemas de coordenação, 156
problemas nas articulações, exercícios e, 56-58
prolactina, 44
prostaglandina, 52
puberdade precoce, 44-46
pulmão, purificadores de ar e, 116-17

R

radar, 81
radiação, 190, 195-96, 202-4, 207-10
radicais livres, 152
raios, 191-93
raios-X, 190
  TV e, 196
Rea, Mark, 116
reflexo de sucção, 168
refrigerantes diet, 75, 108, 110
refrigerantes, 89, 109-11, 241
regra do pescoço, 140
remédios naturais, 142
remédios, 141-66
resfriados
  canja de galinha e, 162, 163-69
  clima frio e, 229-32
  equinácea e, 143-45
  exercícios e, 139-40
  leite e, 161-62

período de incubação dos, 137-38
resveratrol, 152
Reynard, David, 207
rinovírus, 139-40, 231
risco, 100-1
ritmos circadianos, 115, 244
Rockefeller, Nelson A., 46, 47
Rohrig, Timothy, 92
rosquinhas, 38
roupas, cor dos olhos e, 31-32
ruído
   infartos e, 198-200
   perda auditiva e, 197-98
Rumsfeld, Donald, 109

S

Sabão
   antibacteriano, 125, 126
   germicida, 130-31
   mosquitos e, 214
sacarina, 106
Saffra, Norman, 196
salmão, 79
salmonela, 76, 84
salto alto, 178
segundas-feiras, 182-84
Seinfeld (programa de TV), 40, 91, 172
selênio, 156-58
selim de bicicleta, 49-51
sentar-se ereto, 171-72
serotonina, 35, 252
Sessler, Daniel I., 235
sexo, 33-52
   afrodisíacos e, 34-39
   calvos e, 39-40
   desempenho nos esportes e, 47-49
   equívocos sobre, 34
   infartos e, 46-47
   mulheres fingindo o orgasmo e, 40-42
   orgasmos múltiplos e, 42-44
   parto induzido por, 51-52
   puberdade precoce em meninas, 44-46
   selim de bicicleta e impotência, 49-51
Shakespeare, William, 25
síndrome da alimentação noturna, 63
síndrome da resistência à insulina, 77
síndrome de Stokes-Adams, 159
sistema imunológico, 127-37
   canja de galinha e, 163
   dieta ioiô e, 66
   equinácea e, 144
   exercício e, 139
   tempo frio e, 231-32
Skiest, Daniel J., 138
sonhos, 243, 244, 250

sono, 114, 237-57
  bocejo e, 255-57
  carne de peru e, 252-53
  em excesso, 241-42
  envelhecimento e, 250-52
  exercitar-se à noite e, 245-47
  leite morno e, 253
  melatonina e *jet lag*, 247-49
  pensamento criativo e, 243-45
  touca e, 254-55
  TV e, 195
Spark, Arlene, 63
Stengel, Casey, 49
Stieg, Philip, 147
Stradonitz, F.A. Kekulé von, 243
suco de amora, 148-49
suicídio, 186, 260
Sweet'N Low, 106

T

tálamo, 254
telefone celular, 108, 189-90
  câncer cerebral e, 206-10
telefone, raio e, 193
televisão, 190
  dano aos olhos e, 195-96
  intervalo de atenção e, 193-95
tempestade, tomar banho durante, 191-93
tempo frio
  chapéus e, 234-36
  resfriados e, 229-32
teobromina, 35
teofilina, 240
Terman, Michael, 248
termogênese, 67
testes de drogas, 91-92
Testosterona
  calvície e, 18-19, 39-40
  desempenho atlético e, 49
  ruído e, 199
tétano, 127-28
Timarovic, Natasha, 192
tinturas de cabelo, 118-19
toaletes, germes e, 128-30, 132
Tom Jones (Fielding), 36
torneiras, 129
tosse, 138
  infartos e, 158-60
toxinas, 99-123
toxoplasmose, 136-37
trabalho manual, 170
trabalho noturno, 114-17
trabalho
  ganho de peso nas festas de fim de ano e, 63-65
  germes e, 130
trabalho noturno, 114-16
tranças, 176-77
transporte público, 138
Tratado Sobre a Asma (Maimônides), 162

tremores de terra, 135
trialometanos, 103-6
triglicerídeos, 79
triptofano, 35, 252-53
tsunami, 135
tubarão, ataques de, 224-26
Tupperware, 120
Twain, Mark, 180

U

uísque, dor de dente e, 153-54
Understanding Aviation Safety Data (Curtis), 205
unhas,
   germes e, 131
   manchas brancas e, 160-61
   roer, 167

V

vacina contra gripe, 100-1, 133-35
vacinas, 128
Varlotta, Gerard P., 55, 173
vaselina, 146, 217
veias varicosas, 177-79
vermes nematódeos, 129

vinho, 83-85, 152-53
virilidade, 39-40
vírus da herpes, 129, 132
vírus, 129, 131, 137-38
vitamina A, 81, 82
vitamina B, 201
vitamina C, 201
vitamina E, 157
vitaminas, micro-ondas e, 200-2

W

Wernicke-Korsakoff, síndrome de, 86-87
Westheimer, Lisa G., 70
Wichman, Aaron L., 24
Wieber, Stasia J., 253

Y

Youngstedt, Shawn D., 246
Yushchenko, Viktor, 120

Z

zinco, 37, 161
zumbido, 197

SOBRE O AUTOR

ANAHAD O'CONNOR é repórter do *The New York Times*, cobre as editorias de ciência, saúde, imigração e tudo que concerne à vida na região de Nova York, além de contribuir para a coluna semanal "Really?" — batizada com sua palavra favorita no jornalismo — do caderno Science Times do jornal. Ele vive em Nova York.